名医讲堂

炎症性肠病100问

编 著 陈春球

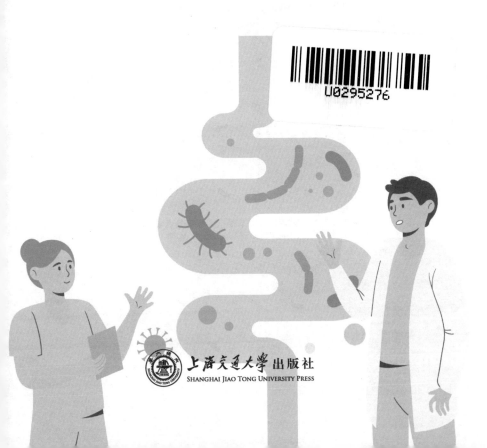

U0295276

上海交通大学出版社
SHANGHAI JIAO TONG UNIVERSITY PRESS

内容提要

炎症性肠病主要分为溃疡性结肠炎和克罗恩病,其病因和发病机制至今尚未被完全阐明,通常认为是患者的免疫系统发生异常,致使肠道黏膜发生了一系列炎症反应。炎症性肠病的临床表现为腹痛、腹泻、血便等胃肠道症状,同时可伴有贫血、营养不良、消瘦等其他全身性病变。

本书从外科医生的角度进行编写,介绍了溃疡性结肠炎、克罗恩病及其他炎症性肠病的病因、临床表现、诊断、鉴别诊断、治疗、并发症处理、预防及预后等,尤其是对炎症性肠病外科手术治疗的适应证、手术指征、术前准备和术后护理等方面做了较为详尽的介绍,可使患者更为全面地了解炎症性肠病的内科治疗及外科治疗,从而加深对疾病的认识,提高就医的针对性和治疗的科学性。

本书可供炎症性肠病患者阅读参考。

图书在版编目(CIP)数据

炎症性肠病 100 问/陈春球编著. —上海:上海交通大学出版社,2022.8 (2022.11重印)

(名医讲堂)

ISBN 978 - 7 - 313 - 27111 - 2

Ⅰ.①炎… Ⅱ.①陈… Ⅲ.①肠炎—诊疗—问题解答 Ⅳ.①R516.1 - 44

中国版本图书馆 CIP 数据核字(2022)第 129179 号

名医讲堂:炎症性肠病 100 问

编　　著:陈春球

出版发行:上海交通大学出版社　　　　地　　址:上海市番禺路 951 号

邮政编码:200030　　　　　　　　　　电　　话:021 - 64071208

印　　制:上海景条印刷有限公司　　　经　　销:全国新华书店

开　　本:880mm×1230mm　1/32　　印　　张:5.125

字　　数:113 千字

版　　次:2022 年 8 月第 1 版　　　　　印　　次:2022 年 11 月第 2 次印刷

书　　号:ISBN 978 - 7 - 313 - 27111 - 2

定　　价:39.00 元

序　一

　　近年来，有数据表明，我国炎症性肠病（inflammatory bowel disease，IBD）的病例数量急剧增长，特别是沿海大中型城市的病例数量增长更为迅猛，克罗恩病即是其中之一。该病好发于年轻人，常出现"良性病，恶性发展"的趋向，患者长期营养不良，出现各种并发症，并且目前尚无根治的药物，给患者和家庭带来了巨大的痛苦。

　　早期大家认为炎症性肠病属于内科疾病，只有在内科治疗失败后才考虑外科的干预。其实，目前公认炎症性肠病是相当复杂的疾病，需要许多科室共同参与治疗，这样才能为患者提供最佳、最优的治疗方案，而外科手术是治疗 IBD 不可或缺的一种手段。作为 IBD 患者，也需要知道关于手术治疗的一些常识，并充分认知手术治疗的必要性。因为患者和医生需要共同面对手术的问题。所以，本书不仅有助于患者提高对炎症性肠病的认识，还可供对炎症性肠病感兴趣的相关医师学习和参考。

　　炎症性肠病科普作品的作者以前主要是以内科医生为主，但本书是从外科医生的角度进行编写，以更好地解释和说明炎症性肠病在出现并发症时的处理方法，包括手术前的准备和术后护理方面的知识。其实对于医生来说，做出患者需要手术的决定并不是那么轻松，一定要经过认真的评估。当然，对于患者

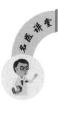

来说同样也不轻松，但是为了取得更好的治疗效果，确实需要认识到手术治疗的必要性和重要性。

尽管目前有许多治疗方法，但当炎症性肠病出现复杂并发症时，首选最有效的治疗手段还是外科手术。通过手术能挽救患者的生命，也可有效地提高他们的生活质量，同时减轻其经济负担。一般来说，对于经验丰富而专业的 IBD 外科医生，通过个体化的微创手术，手术治疗 IBD 会有很高的成功率，从而达到治愈或缓解病情的目的。

同济大学附属第十人民医院　腹部外科疑难诊治中心主任

教授、主任医师、博士研究生导师

序 二

　　随着我国工业化的发展和饮食结构的改变,过去 20 余年来,炎症性肠病的发病率呈现快速增长的趋势,尤其是在现代化程度较高的东南沿海地区。然而,无论是对医生还是对患者来说,对该病的认识仍十分欠缺,这给临床诊断和治疗均带来了巨大的挑战,给社会、家庭和患者带来了巨大的经济负担。

　　IBD 通常包括溃疡性结肠炎和克罗恩病。溃疡性结肠炎是始发于结直肠的炎症病变,常有腹泻、脓血便和腹痛等症状,一般局限在结直肠;而克罗恩病是一种“跳跃式”的胃肠道慢性炎症性疾病,病变可累及从口腔到肛门的全消化道的不同部位,常有腹痛、腹泻、营养不良等,肠道炎症反复发作,且急性活动期和缓解期交替出现。

　　尽管 IBD 的主要症状有腹泻、腹痛、体重下降、疲乏等,但并不具有特异性,这些临床不适在其他许多疾病中也可出现。我们的经验是当这些症状无法用其他疾病解释时,需要考虑IBD 的可能性,避免误诊和漏诊。在过去 20 余年中,我们对这类疾病做了深入的基础和临床转化研究,通过内、外科等多学科合作,积累了丰富的治疗经验,并取得了很好的治疗效果。

　　当前很有必要进行关于 IBD 的科普知识推广工作,使广大老百姓和各级医护人员对该病有正确的认识,这不仅有利于广

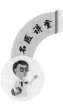

大患者快速找到专业的医生进行救治,尽快诊断,也有利于医生选择最佳的治疗方案,减少和减缓其并发症的发生。

同济大学附属第十人民医院消化内科主任

比利时鲁汶大学博士、国际著名 IBD 专家

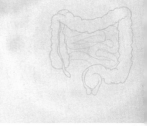

前　言

目前，我国炎症性肠病患者人数急剧上升，并且随着经济的发展，患病人数在未来还会相应增长。但由于普通百姓对这种病的认知并未得到普及，以及由于发病地区存在差异，在西部有些地区可能都没有听说过克罗恩病。只有患病后才发现有这么一个奇怪名字的疾病，到医院就诊或网上查询后，患者就会恐惧和焦虑不安起来，甚至他们的家属也会出现这种情况。

炎症性肠病特别是克罗恩病，常常在年轻人中发病，它是一种慢性疾病，需要长时间的治疗。所以认清和了解这种疾病对于患者及其家庭来说都很重要，只要积极配合医生的治疗，就完全可以控制这种疾病。我记得曾经治疗过一个年轻女孩，因为克罗恩病导致回盲部肠段狭窄，到我们病房做微创手术治疗，相当配合医院的各项安排，术后很快恢复。出院前一晚查房时发现患者插了一根很精细的胃管，我感到很惊讶，因为我们没有下达医嘱，也没医生给她插胃管。后来才知道，这个年轻患者自己就是一名医护工作者，她每天都是自己插胃管，晚上自己滴注肠内营养。随访这么多年都没有复发，后来一直正常工作并怀孕生子。我想她之所以能很成功地控制住疾病，主要得益于她对此疾病的正确认识和坦然面对，以及严格的自律。

这里需要再次提醒的是，在炎症性肠病的控制和治疗中，饮

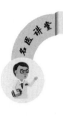
食控制特别重要。目前我国发病率较高的地区位于东部沿海，这些地区经济发达，饮食西方化程度较高，研究发现，这些可能与本病的发病率增高有很大的关系。此外，我们收治的一些在国外留学的中国学生，在国外患病后回来治疗，也应该与饮食谱的改变有一定的关联。当然，本病的病因很复杂，但既然可能与饮食改变有密切关系，那么就应该能在专业医生的指导下通过饮食调节和治疗，同时配合药物、手术等方法，获得有效而长久的缓解。

所以，笔者希望能通过此书，让普通读者能初步了解号称"绿色癌症"的炎症性肠病，使大家能正确认知本病的预防与治疗方法，以不变的坚定信念，积极面对这种"万变"的炎症性肠病，坚信其可控可治。

在本书的编写过程中，同济大学附属第十人民医院腹部外科疑难诊治中心的全体医护人员给予了大力支持，并提供了大量编写素材和相关图片；同济大学附属第十人民医院消化内科孙晓敏教授、王晓蕾教授和施嫣红教授提供了专业的指导意见和相关资料。在此表示由衷的感谢！此外，也要感谢孙懿的插画，以及林寅的校稿。可以说，没有他们的支持和帮助，就没有本书的顺利出版。

陈春球

2022 年 7 月

目　录

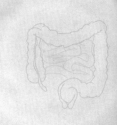

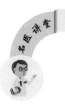

第二章　炎症性肠病的治疗 ……………………………059

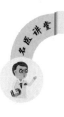

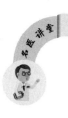
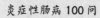

引　言

近年来,我国炎症性肠病的发病率逐年升高,而大家对这个复杂疾病的认识却并不清晰。因为以前在我国基本没怎么见过这类疾病,所以医生和患者在对该类疾病的认识方面都存在一定的困惑。

炎症性肠病不等于是肠道炎症,早期炎症性肠病常与感染性腹泻和痢疾混淆。但随着饮食卫生的改善,急性肠道炎症导致的感染性腹泻,也就是老百姓常说的"吃坏肚子"已经比较少见。而由于不洁饮食导致的腹泻,使用常规抗感染治疗2～3天后也就能基本痊愈。而炎症性肠病会迁延不愈,反复发作,即使在专业医生的治疗下,也会出现缓解期和发作期的交替出现,病变可能会与患者伴随"一辈子"。本病如果没有得到很好的治疗,最终可能会出现"致残性"的并发症,故在临床上有"绿色癌症"的称号。

溃疡性结肠炎病变局限在结直肠的内层而不会累及结直肠的全层。早期一般病变就在直肠,而后延伸至全结肠。也有患者会出现肠外病变,以及迁延不愈而有癌变的可能。但是当药物治疗无效,或出现并发症时,可以将全大肠切除,就能达到治愈的目的。目前通过微创手术对患者做小肠储袋与肛门连接也能取得很好的效果。

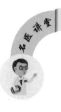

　　而克罗恩病表现为肠道"跳跃式"的节段性病变,需要长期的药物治疗,而不能像治疗肿瘤一样,通过手术直接把病变的肠管一切了之。但近期有发现早期诊断并且病变局限的克罗恩病患者,通过微创手术完整切除病变肠管或发生并发症的肠段可以取得相当好的治疗效果。此外,也有报道手术后没有再使用任何药物,也能够长期维持缓解的病例。对于刚被确诊为克罗恩病即因为并发症接受腹部手术的患者,再次接受手术和住院的风险降低。这样的话就能明显降低患者的家庭经济负担,患者的生活质量也会有很好的提高。

　　笔者在多年治疗炎症性肠病的过程中发现,大部分患者及家属对于这种疾病存在恐惧感,不知如何应对,从而出现焦虑及恐惧的情绪。然后辗转了不少医院就医,甚至怀疑专业医生的建议和治疗,最后却因为病情没有得到很好的控制,出现了严重的并发症。这可能与缺乏这方面的科学知识有关,故笔者希望通过本科普图书,能让患者进一步认清以下几点,目的是希望有助于患者正确认识炎症性肠病,同时在专业医护人员的帮助下有效地控制病情,从而能正常地工作和生活。

　　(1) 什么是炎症性肠病?

　　(2) 目前自己的病情如何?

　　(3) 不同的治疗药物有效性如何?

　　(4) 是否应该考虑手术治疗?

　　(5) 如何通过饮食和生活方式控制炎症性肠病?

　　(6) 手术后应该如何护理和补充营养?

第一章
炎症性肠病基础

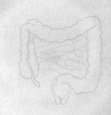

1. 人类是如何消化与吸收食物的

人类属于杂食动物,所以胃肠道功能很强大,既能消化肉食又能消化素食。通过口腔的咀嚼和胃肠道的蠕动与消化,能有效地吸收糖分、脂肪和蛋白质等,将之混合成均衡的营养素,并将它们转化成人体自身需要的糖类、蛋白质、脂肪和微量元素等。

食物经过口腔的咀嚼,被切割和研磨成碎片,同时与口腔内的唾液充分搅拌混合,唾液中的一些酶能消化其中的部分碳水化合物(糖类),生成有甜味的单糖等。大家可以感觉到咀嚼米饭的时间长一些,就会产生甜味,这就是唾液酶的作用。口腔内混合湿润的食物(食糜)很容易通过咽喉部,同时借助较长的食管肌肉的收缩和舒张作用,将食物(食糜)推进胃腔。不同食物在胃内滞留的时间不同,一般需要 1~2 小时。通过胃部肌肉的收缩,可将食物进一步与胃酸和消化液充分混合,进而有助于消化。

经胃部作用后的食糜,通过胃的收缩蠕动,被推送到小肠。人体的小肠一般长 3 米左右,可通过小肠的作用将食物中的营

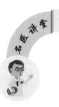

养消化吸收完全。在食物的消化过程中,胰腺和小肠分泌的消化酶起到最重要的作用。肉类如猪肉、鸡肉和鱼肉中的蛋白质被分解成短链氨基酸,并最终分解成为单个氨基酸而在小肠内被吸收,进而经过一系列复杂的生化反应后被转换成身体的一部分。而淀粉类食物,如大米、面包、红薯、土豆等,逐渐被消化分解成简单的糖,进而被吸收。糖类被吸收后主要用于各种活动时的能量消耗,但剩余的糖会转化成氨基酸和脂肪用来储存能量。而脂肪不同于糖类,其自身不能溶解在水中,所以消化起来比较复杂。此时肝脏分泌的胆汁就发挥了重要作用,它通过胆道排入肠道后与脂肪结合,进而把脂肪分解成脂肪酸和甘油三酯后被吸收进入人体。脂肪被分解吸收后,胆汁中的胆汁酸在小肠末端,也就是回肠最后一部分中被重吸收,再进入肝脏合成胆汁,这种循环在进食时消化脂肪中起到重要作用。食物中不能被消化的部分如纤维素,或没有得到有效消化的糖类、脂肪等,就直接被排入大肠。原来人们认为大肠在消化道中并不特别重要,只是吸收水分,有利于排出成型的大便。但其实事情并不是那么简单,相较于有大量消化酶存在而相对无菌的小肠,大肠中存在大量不同种类的细菌。在每克大便中就有超过 500种、数百万个以上的细菌。通过细菌的新陈代谢,能辅助消化吸收一些营养成分如短链脂肪酸、B 族维生素、维生素 K 等,同时处理一些潜在的对机体有害的物质,如一些致癌物,通过细菌的作用将其分解。并且肠道菌群的紊乱也会引起一系列的代谢性疾病,炎症性肠病也应该包括在其中。

小肠传输过来的没有被吸收的消化残余物,通过细菌的作用,在大肠中形成大便,正常成年人一般每天解大便一次。大便在大肠中是通过结肠肌肉的收缩形成蠕动,被运送到直肠,这个过程人自身无法控制。在直肠的最下端存在肛门括约肌,条带状的肌肉形成环状,能控制关闭肛门,不让大便漏出。而排便是一个复杂的过程,需要通过腹部肌肉的收缩加压,使肛门下移,并且盆底肌的收缩使直肠与肛门拉直,同时放松肛门括约肌,让大便顺利通过肛门而被排出。

2.　什么是炎症性肠病

　　炎症性肠病的病因和发病机制尚未完全明确,已知是由于肠道黏膜免疫系统异常所导致的炎症反应,表现为腹痛、腹泻、血便等症状,同时会伴有贫血、营养不良等很多全身性病变。现在一般认为本病是由多因素相互作用所致,主要包括环境、遗传、感染和免疫因素。近年来,在中国快速现代化进程中,因为生活条件的改善,高蛋白质、高脂肪、低纤维素食物的摄入增加,导致本病的发病率急剧上升,但具体发病原因并不明确。

3.　炎症性肠病是如何分类的

　　最常见的炎症性肠病有两类,即溃疡性结肠炎(ulcerative colitis)和克罗恩病(Crohn's disease)。

　　溃疡性结肠炎最早由英国人 Wilk 于 1859 年报道,早期溃疡性结肠炎常与感染性腹泻和痢疾难以区别,但随着饮食卫生条件的改善,感染性腹泻已经比较少见。克罗恩病最早由苏格兰人 Dalziel 于 1912 年报道,但在 1932 年,美国人 Burrill Crohn 和他的同事详细描述和报道了这个疾病,并将它命名为节段性肠炎,后来才改用以他的姓来命名这个疾病。

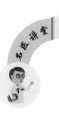

溃疡性结肠炎是仅局限于结直肠（有时统称为大肠）的病变，存在大量炎症和溃疡。日本前首相安倍晋三辞职，就是因为溃疡性结肠炎导致了他无法履行首相职责（详见新闻报道）。此病的病变局限在结直肠的内层而不会累及结直肠的全层。早期一般病变就在直肠，而后延伸至全结肠，也有患者会出现肠外病变，以及迁延不愈而有癌变的可能。但如果能将全大肠切除，就能达到治愈的目的。当然，手术后患者可能要做小肠储袋与肛门连接以保持肠道连续性，或者需要做人工肛门。

克罗恩病是一种慢性炎症性疾病，能影响从口腔到肛门的全消化道。炎症不但会侵犯全肠壁，而且可以分散分布在消化道的不同部位，也可以呈跳跃式分布。但常见于末端回肠和直肠的起始部，也经常在肛门部发病。如果得不到充分治疗，克罗恩病会不断进展，从最初的炎症转变成常见的肠道狭窄，然后发展成穿透性病变，进而导致与邻近脏器贯穿相通，出现"瘘"的临床表现。克罗恩病越严重，这个病变过程就越快。克罗恩病有很多特征性的慢性发展过程，缓解期和发作期交替出现。肠外并发症也很常见，患者常表现为不同症状，如皮肤红斑、眼睛红肿痛或关节炎等。虽然克罗恩病表现为肠道跳跃式的节段性病变，但不能通过手术直接把病变的肠管一切了之，因为过度切除肠管，可能会使患者小肠的营养吸收功能下降，并且手术后克罗恩病也有复发的可能。当然，近期有研究发现，对于早期诊断并且病变局限的克罗恩病患者，完整切除病变肠管后没有用任何药物，也能达到长期缓解（相当于治愈）。

在溃疡性结肠炎和克罗恩病的患者中，因为黏膜的长期慢性炎症，引起肠道红肿、炎症、溃疡和出血，进而导致腹泻、腹痛和发热等症状。其他临床表现可以与病变部位有关，如果病变部位在乙状结肠和直肠,就会表现为有黏冻和脓液的血性大便。而靠近肛管的病变就表现出里急后重的症状,就是急着想上厕所,但并没有大便排出。如果小肠发生病变,会导致营养吸收障碍,患者体重下降,儿童期患者出现发育不良。有时炎症可导致肠壁穿孔,肠道里的细菌蔓延出肠道,可能导致肛周脓肿,并能使肠与周围组织或脏器形成瘘,如肠-皮瘘、肠-膀胱瘘、肠-阴道瘘等。并且肠壁也会增厚、肿胀,有时在腹壁上就能摸出。持续的反复炎症会进一步导致贫血和血浆蛋白的丢失,使患者感觉疲乏。另外,肠道反复瘢痕修复会使肠腔狭窄、闭合导致肠梗阻。在少数患者中,持续的炎症会诱发癌变。

4. 什么是不确定性结肠炎

在临床上对于一些很难明确区分并诊断为到底是克罗恩病还是溃疡性结肠炎的病例,就被称为不确定性结肠炎。但如果有小肠炎症性改变,那肯定能排除溃疡性结肠炎,因为溃疡性结肠炎一定不会出现小肠的病变。

不确定性结肠炎是指炎症局限在大肠,小肠没有病变。这可能是溃疡性结肠炎的一种类型。但结肠的炎症并不完全,其肠道内的溃疡更像是克罗恩病的表现,但组织学上看又不像是克罗恩病,所以最终因为没能确定是溃疡性结肠炎还是克罗恩病而被诊断为不确定性结肠炎。此种诊断也会导致一些混乱现象,如因为活检组织无法确定是克罗恩病,病理科医生会给出模棱两可的诊断,表示有一些克罗恩病的病理表现,进而导致临床医生会直接告诉患者患了克罗恩病,这样会影响到临床常规治疗方法和治疗效果。

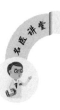

5. 还有其他哪些肠道炎症性疾病

在诊断克罗恩病或是溃疡性结肠炎时，还需要排除许多其他原因导致的肠道炎症，其中最常见的是肠道感染，特别是在卫生条件差的地方，常会发生细菌导致的急性胃肠炎。本病通常病程时间比较短，通常经治疗后几天就会痊愈。但如果是因感染结核分枝杆菌或是阿米巴原虫，持续的时间就会比较长。也有部分炎症性肠病的患者会发生急性胃肠炎，如果诊断不明确，就会因为症状相似而被当成是疾病的复发，会进行不恰当的治疗。因此，炎症性肠病患者有复发症状时，对大便进行病原菌的检测就很重要。

1）其他类型的结肠炎

本部分结肠炎很复杂，但也少见。首先是显微镜下发现的结肠炎。这类患者存在慢性腹泻，内镜下并不能看到黏膜的炎症性病变，但在显微镜下可发现，并且部分患者可明确显示是克罗恩病或是溃疡性结肠炎。但因为没有特异的炎症表现，所以只能初步诊断为显微镜下结肠炎。具体包括：

（1）淋巴细胞性结肠炎：肠黏膜中可发现过量的淋巴细胞，患者表现为水样泻，伴有少量血便。

（2）胶原蛋白性结肠炎：在表现为慢性炎症的同时，上皮细胞中可发现存在一层胶原蛋白带，临床表现与淋巴细胞性结肠炎相似，会出现水样泻。

（3）嗜酸性粒细胞性结肠炎：在黏膜中发现大量嗜酸性粒细胞。寄生虫常会导致嗜酸性粒细胞增多。患者还需要排除变态反应性疾病，如花粉过敏或哮喘等。

2）其他部位疾病导致的结肠炎

其他器官的一些疾病也会累及大肠，具体包括：

（1）白塞综合征：此病会导致口腔和外生殖器的溃疡，并同时出现眼睛、皮肤和神经系统的炎症，也会出现回肠和盲肠的溃疡，这与克罗恩病很相似。

（2）缺血性结肠炎：由于供应肠道的血供不足而导致结肠发生炎症。本病比较少见，因为肠道的血供比较丰富，主要发生在老年人，他们同时也会有心脏、中枢神经系统以及四肢血供的不足。年轻人中偶而也会有，主要见于休斯综合征（Hughes 综合征，也称抗磷脂综合征）的患者，这是一种自身免疫性疾病，患者的血黏度高，血液流动慢，很容易形成血栓，从而导致缺血。

（3）放射性结肠炎：因为放射治疗恶性肿瘤导致的肠道炎症，在放疗结束后很多年还可能会发生结肠炎。

6.　炎症性肠病的主要病因有哪些

炎症性肠病的病因目前并不明确，可能的病因包括遗传学因素、免疫性因素、细菌性因素、饮食性因素、吸烟、药物性因素、激素等几个方面。

7.　炎症性肠病中，遗传性因素是如何发挥作用的

炎症性肠病在一定的人群中高发，如欧美人群，特别是在北欧人群；也会有家族性的发病。在患者的一级亲属，包括父母、兄弟姐妹和子女中，有十分之一的可能性同患本病，而相比较在一般人群中的发病率只是十万分之一。我们在治疗过程中也曾

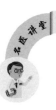
经遇到过这类与家族有关的病例,如双胞胎姐妹、兄弟,以及他们的下一代等。但这并不能说明克罗恩病患者就不能有孩子,仅就发生率而言,这类患者90％以上的子女是不会受到影响的。

炎症性肠病并不完全是由基因决定的,只是这些基因的存在增加了这类人患炎症性肠病的可能性。因为涉及许多基因的共同参与,使得这个疾病的病因更加复杂。有些基因易于导致溃疡性结肠炎,有些基因易于导致克罗恩病,有些可能会同时导致两种疾病的发生。因为大量基因的参与,使得基因治疗的方法很难治愈。当然,也有研究者认为,可以通过基因研究,选择出最佳的治疗方案,但这还有很长的一段路要走。

8. 炎症性肠病中,免疫性因素是如何发挥作用的

炎症性肠病患者手术后的病理标本通常会表现为炎症,其实机体免疫系统通过释放化学因子会诱发这些改变。在国外的一些克罗恩病患者中发现,他们在患艾滋病后,原先的克罗恩病症状会得到改善,这可能与艾滋病导致某些基因缺陷,导致不存在某些淋巴细胞有关。免疫系统是保护机体不被感染和患病的关键因素。刚出生时,人体免疫系统尚未建立,婴儿通过母亲的乳汁获得抗体。出生后的三个月内,免疫系统开始认识机体的所有组成部分,当确认是自身后,不会发生"攻击"行为。胎儿的肠腔内没有细菌,出生后,细菌开始定植入肠道,免疫系统会把最初几周植入的细菌也认定为自体的成分,不再对其发生"攻击"反应,这种现象叫作免疫耐受。三个月后,这种免疫耐受认定结束。这之后的外来物,如侵入的细菌或移植的器官如肾脏等,会受到免疫系统的攻击。这些外来物质被称为抗原,机体免

疫系统产生的攻击物质被称为抗体。此外,免疫细胞,如粒细胞或淋巴细胞能把细菌吞入后杀死,或产生细胞因子,产生炎症从而保护机体。从儿童到成年,会产生大量针对导致疾病的特定感染源的抗体,这些抗体与淋巴细胞一起发挥作用从而保护机体的健康。血液中可以发现很多免疫球蛋白的抗体,而在肠道壁上也可以发现大量淋巴细胞,它们能及时发现和清除食物中的有害细菌。当肠道受到病原菌侵犯时,炎症因子引导血液流入受损组织,以控制病情的进一步发展,而增加的免疫细胞能杀死入侵的微生物,那时组织会显示出红肿,直到病原体被清除干净。

健康的免疫系统只攻击入侵的病菌,而不会针对肠道内的正常细菌。但在炎症性肠病患者体内,正常有益的细菌也受到了免疫系统的攻击,具体的原因目前尚不清楚。德国的研究者发现,从克罗恩病患者血液和正常肠壁提取的免疫细胞,会攻击从其他人提取的肠道细菌,而不对自身的肠道细菌产生反应;而从患者病变的肠管中提取的免疫细胞却会攻击从自身肠道提取的细菌。还有许多研究均证明,免疫系统在炎症性肠病的发病中起着重要作用,所以,在治疗中常会用到减少免疫反应的药物。如通过糖皮质激素或硫唑嘌呤全面抑制免疫反应,或者精确抑制特异的细胞因子,如英夫利昔单抗抑制肿瘤坏死因子 α,或者通过血浆清除法过滤掉免疫细胞等。

9. 炎症性肠病中,细菌性因素是如何发挥作用的

目前,有研究者认为炎症性肠病,无论是溃疡性结肠炎还是克罗恩病,最早都是由细菌感染的急性胃肠炎引起。我们曾收治这样一位患者,原来身体很健康,在大学读书时,参加了在火

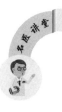

锅店的一次聚餐,结束后所有同学都发生了上吐下泻的急性胃肠炎症状。几天后,除该患者外,其他同学都陆续恢复了健康。而该患者继续腹泻、腹痛,后又发生了肠穿孔,诊断为克罗恩病可能,急诊手术做了肠造口治疗。当然,该患者可能存在炎症性肠病的易感性,而其他同学则没有。所以胃肠道感染后可能会诱发炎症性肠病。也有报道在胃肠道感染后,导致已经缓解很长时间的患者又出现了复发。也有患者在使用抗生素后,炎症性肠病的发作或复发次数都有所增加,可能是因为抗生素的使用破坏了肠道菌群。近期,有报道认为炎症性肠病的发病与冰箱的使用有关,特别是食用冷藏食品后易引起发病。如果这是事实,那么这也应该与致病微生物的感染有关。

顺便介绍一下,伟大的细菌学的奠基人和开拓者罗伯特·科赫(图1),作为19世纪德国著名的微生物学家,他曾明确提出,如果是微生物引起的疾病,应该包括以下几点:每个原发患

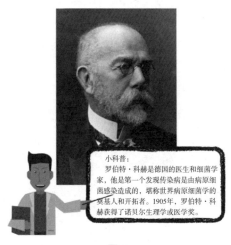

小科普:
罗伯特·科赫是德国的医生和细菌学家,他是第一个发现传染病是由病原细菌感染造成的,堪称世界病原细菌学的奠基人和开拓者。1905年,罗伯特·科赫获得了诺贝尔生理学或医学奖。

图1

者中都存在这种细菌；从原发患者中分离出来的病原菌，能够感染其他人；而被感染的其他人中提取的病原微生物，能再次感染原发患者。

　　毫无疑问，细菌感染是导致炎症性肠病的原因之一，也有证据表明一些明确的细菌可能发挥了重要作用。但到目前为止，还没有发现符合科赫原则的某一种病原微生物是导致炎症性肠病的主要原因。但这并不表示炎症性肠病不是由微生物导致，也有可能是我们尚未发现它们。现在我们知道幽门螺杆菌是导致胃炎和十二指肠溃疡的重要因素，但该细菌直到 1983 年才被发现并培养出来。在这以前，人们一直认为紧张情绪是引起十二指肠溃疡的主要原因。自从幽门螺杆菌被发现并清除后，十二指肠溃疡就很少发生了。

　　炎症性肠病也有可能并不是与单一肠道细菌有关，而是机体不能耐受肠道内的正常菌群。我们知道减少肠道菌群的治疗，如抗生素的使用具有一定治疗作用。肠液的组成主要包括食物、肠道分泌物和细菌，其中食物和细菌最容易引起疾病。人们一般认为食物引起的会少些，而最可能是肠道细菌导致疾病。到现在为止，克罗恩病患者肠道内的细菌仅有 60％ 得到精确的鉴定和分类，所以在其他 30％～40％ 的细菌中可能存在着致炎症性肠病的细菌。下面就常见的细菌群做粗略的介绍：

　　（1）大肠埃希菌：大肠埃希菌能导致胃肠炎，在肠道内也能发现它们的抗原。研究证明，65％ 的克罗恩病患者的小肠黏膜中可发现这种细菌。但后来又有学者发现大肠埃希菌并不会导致肠组织破坏和引起炎症性肠病。这些仍有待于进一步的研究。

　　（2）硫酸盐还原菌：大肠中食物残渣通过细菌的作用会产

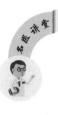

生大量的氢,通过细菌的作用可以把氢转化为甲烷排出体外,也就是俗称"放屁"。而人体内存在的硫酸盐还原菌,能把过量的氢转化成硫化氢。硫化氢是一种有"臭鸡蛋"气味的气体。有很多结肠炎的患者说他们会放很臭的屁。而溃疡性结肠炎患者大便中硫化氢的含量确实要比正常人高 4 倍。硫化氢具有毒性,所以有研究者认为过量产生硫化氢气体会导致大肠发生炎症。

但到目前为止,并没有明确的溃疡性结肠炎患者中硫酸盐还原菌要比正常人多或更活跃的研究成果;也没有通过减少食物中的含硫饮食,减少硫化氢产生而成功治疗溃疡性结肠炎的案例报道。当然,硫酸盐的代谢还是很重要的,肠道内的另外一些细菌能将硫化氢转化为硫酸盐,防止有害气体的积聚,而这些有害气体是在溃疡性结肠炎中导致炎症的重要因素之一。

(3)副结核分枝杆菌:这种细菌与导致结核病的病原菌相似,能在牛的肠道中引起副结核病。新鲜牛奶中的副结核分枝杆菌无法通过巴氏消毒法被杀死,所以在免疫力低下的患者中容易发生感染,比如艾滋病患者。而患副结核病的牛肠道病变与人类克罗恩病患者相似,故有人认为副结核分枝杆菌也会导致克罗恩病。因为在许多克罗恩病患者肠内分离出的副结核分枝杆菌量高于其他肠道疾病患者。但这并不能说副结核分枝杆菌会导致克罗恩病,也有可能是克罗恩病导致肠道严重损伤而出现的二次污染。因为流行病学研究发现养牛的农场工人发生克罗恩病的比例并不比普通人高。

患者使用抗生素消灭副结核分枝杆菌能改善克罗恩病,但这些抗生素并无特异性,它们也有可能同时作用于其他细菌。总之,目前并无明确证据可以证明是副结核分枝杆菌导致了克罗恩病。

（4）普氏粪杆菌：特殊病原体如沙门杆菌或志贺杆菌的存在能导致疾病。导致炎症性肠病的原因之一可能是保护性的能防止炎症的微生物丢失。在克罗恩病患者肠标本及大便中普氏粪杆菌的含量很低。而这种微生物分泌的化学物质具有抗炎作用。所以，在这类患者中重新注入普氏粪杆菌到正常水平，可能起到一定的治疗作用。但也有相互矛盾性的研究发现，如炎症性肠病治疗效果越好，大便中普氏粪杆菌的含量反而会下降。如果是这样的话，普氏粪杆菌也不是抑制克罗恩病的重要因子了。以上这些结论都还是需要进一步研究并加以证实的。

虽然，我们至今没有发现特异的病原菌，并且只能鉴别出炎症性肠病患者肠道中三分之二的细菌，而在剩余的肠道细菌中曾发现存在大量嗜氧性细菌，而正常健康肠道很少有这类细菌。这些肠道内菌群的不平衡，引起炎症反应，从而导致疾病的发生。但这也不能完全解释病因，因为在肠易激综合征患者肠道内菌群也有类似的变化，而胃肠道黏膜的炎症较少。另外也可能是基因因素参与肠道反应而改变了细菌的新陈代谢。

10.　炎症性肠病中，饮食性因素是如何发挥作用的

患者和医生大都认为饮食是导致炎症性肠病的可能病因之一，就像无麸质的饮食能缓解乳糜泻、低 FODMAP 饮食能缓解肠易激综合征那样，饮食中的一些成分确实可能诱发了炎症性肠病（可以参看我们编译的《FODMAP 饮食指南》，如图 2）。早期，有德国医生认为儿童吃了太多的糖会引起克罗恩病。而有日本研究人员发现，食用低 $\omega-3$ 和高 $\omega-6$ 脂肪酸的脂肪饮食会导致克罗恩病。也有研究认为每天进食大于 30 克油酸的橄

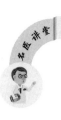
榄油能降低老年人患溃疡性结肠炎的风险等。

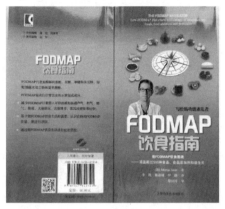

图2

　　后来进一步的临床研究发现,单纯的肠内营养和肠外营养支持能有效改善克罗恩病,如完全胃肠外营养支持治疗,也就是不吃饭,全靠静脉内输入营养,但该方法存在一定的潜在危险性,所以目前还是比较少用在症状较轻的克罗恩病患者中。而肠内营养,无论是使用要素饮食或全面性的营养素,持续食用这类较单一的营养饮食2～3周,能有效地诱导克罗恩病的缓解。这不仅表现在患者的症状会减轻,一些客观的血液学指标如红细胞沉降率、C-反应蛋白、白蛋白含量等会趋于正常,并且肠道黏膜会得到愈合。然而,大约有三分之一的患者不愿意或者不能执行这么长时间的肠内营养治疗,所以会影响到治疗的成功率。而完全遵守这种饮食治疗的患者中,有80％～90％的患者会取得好的效果,这种结果有时还远优于其他一些治疗方法。

　　下面介绍一些能诱发病症的食物。克罗恩病患者不能耐受的食物谱很广,最常见的是海产品、奶制品、玉米和面筋等,其他较少见的还包括肉类、米饭、巧克力和洋葱等。不同的患者有不同的不耐受食物,很难解释是哪类食物导致了这种疾病。而皮肤点刺试验并不能发现食物的过敏反应,另外克罗恩病患者一般的过敏反应并不比正常人高。

然而,如果单单是因为提高了营养,进而改善了炎症反应,也很难解释营养治疗有效的机制。因为在患者营养改善以前,炎症指标就已经下降。而要素饮食也不存在内在的抗炎作用,因为它在溃疡性结肠炎中没有作用。早期研究认为,营养治疗能使肠道获得休息,并以此作为解释机制,但这不是很合理。因为肠内营养并没有让肠道完全休息,但却有改善症状的作用。所以,有推测认为,食物并不是克罗恩病的主要病因,而食物的残渣可能激活了肠道内的异常菌群,进而导致了疾病的发生与发展。

11. 炎症性肠病的患者能否吸烟

喝酒并不会导致炎症性肠病。但目前很明确的一点就是吸烟会影响炎症性肠病,但对克罗恩病和溃疡性结肠炎的作用效果完全不同。戒烟能减少克罗恩病患者的手术率和延长患者的缓解期,每年的复发率减少 40%。所以克罗恩病患者一定要戒烟,包括避免二手烟的吸入。

相反,吸烟可能对溃疡性结肠炎有一定的益处,但吸烟更有可能导致心脏病、慢性支气管炎和癌症。吸烟对炎症性肠病的作用机制目前仍不清楚。尼古丁是香烟的重要成分之一,但用尼古丁治疗溃疡性结肠炎的效果并不那么成功,尼古丁可能只

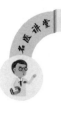

能起到轻微通便的作用。吸烟也可能只是作用于肠道黏膜,使之分泌黏液和活化了白细胞的功能,具体原因仍有待研究。

但总的来说,对于炎症性肠病患者最好是戒烟,特别是克罗恩病患者。我中心对于克罗恩病造口后希望回纳的患者,如果该患者吸烟,即使是在缓解期,一般也会拒绝手术回纳,以防克罗恩病很快复发。

12. 炎症性肠病中,药物性因素是如何发挥作用的

在一些炎症性肠病病例中发现,非甾体抗炎药如阿司匹林、布洛芬、双氯芬酸等是致病因素之一。这些药物在关节炎患者中经常使用,用以缓解关节疼痛和肿胀。它们能抑制前列腺素的产生,导致肠道渗透性增加,使得细菌有机会侵入肠道黏膜层。使用非甾体抗炎药治疗关节炎,停药后 1 年仍有可能在小肠内发现溃疡。

非甾体抗炎药可能导致水样泻和慢性失血,这会让炎症性肠病患者情况更糟糕,所以这类患者应尽量避免使用该类药物。

13. 炎症性肠病中,性激素是如何发挥作用的

炎症性肠病在青少年中常见,一般高峰见于 15～35 岁。在我国,男性患者数要远多于女性,老年患者也多见于男性。女性好发于生育期年龄。而女性患者症状会随月经周期的变化而变化,在怀孕期间也会有变化。所以,雌性激素在炎症性肠病中的作用很明显。雌性激素,特别是孕酮能作用于某些肠道菌群的代谢活性,因为有研究发现,一些细菌在月经前会活跃起来,并

在肠道内分解植物细胞壁中的纤维素,形成木质素,再通过小便排出。

14. 炎症性肠病中，心理因素是如何发挥作用的

如果炎症性肠病的患者没有得到有效的治疗,长期腹痛、腹泻,会导致焦虑和抑郁。有经验表明,当人紧张的时候,如考试或重要比赛前常会出现肠道相关的症状。所以有些医生和患者认为炎症性肠病是属于身心失调导致的疾病,也就是因为心理异常导致了肠道功能的病变,比如有失恋、家庭变故,或感情受挫后发生炎症性肠病的报道。我们认为不应该全部是心理因素,但有病例报道证明,心理因素会引起炎症性肠病发作。我们在临床上也碰到过这样的病例,因为与父母或夫妻之间的关系不和,使得这些患者焦虑和恐惧不安,最终出现克罗恩病。

也有人认为,心理异常不能导致炎症性肠病的发生,但会使病变加重,具体原因不明。有人认为因为紧张焦虑、过度呼吸会吞入大量空气到肠道,含有 20％氧气的空气到达肠道后,使得肠内嗜氧细菌过度繁殖,从而引起了炎症性肠病的发病或复发。

总之,目前导致炎症性肠病的病因并没有完全阐明。以上只是简要地介绍了一些常见的可能原因,有助于患者和家属对这个疾病病因的了解。炎症性肠病最初可能是因为胃肠道感染、抗生素的使用,或其他不确定因素使得胃肠道中某些细菌代谢活性增加,而在一些具有基因易感性的人群中,激发免疫系统在攻击细菌导致炎症的同时,也对正常肠道黏膜进行攻击。其他因素还包括饮食、女性激素和心理紧张等,它们也可能会影响这些肠道菌群的活性。而吸烟和服用非甾体类药物会影响到肠

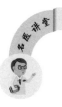

道的防御功能等,也导致了疾病的发生和发展。

15. 炎症性肠病的症状有哪些

诊断炎症性肠病并不容易,从患者最初出现症状到明确诊断常会花几个月,甚至几年的时间。因为炎症性肠病的主要症状,如腹泻、腹痛、体重下降和疲乏感等并不特异,在其他许多疾病中也经常出现。即使患者的临床症状只表现在腹部,并且有腹泻、腹痛,也不能最先考虑是炎症性肠病,因为这些症状在其他的疾病中可能更为常见。但有这些症状而其他疾病无法解释时要考虑到是炎症性肠病的可能性。例如,英国博物学家,提出生物进化论的达尔文(图3)会间断地出现消化道症状,如胃肠道痉挛、胀气、恶心呕吐和口腔溃疡;还出现了神经系统症状,如感觉异常,以及皮肤湿疹、红斑、脱皮,关节痛、脊柱僵硬和肌肉抽搐、乏力等,状况时好时坏,无法明确诊断和治疗,这折磨了他40多年。后人据此推测他患的可能就是克罗恩病。

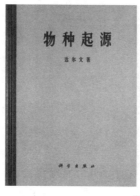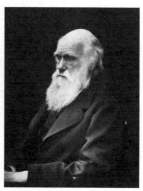

图3

所以，这些症状患者在就诊时一定要描述清楚，如何描述在下面的内容中将有介绍。也只有通过专业医生的判断，才能获得明确诊断。

16. 在炎症性肠病中，腹泻的表现是怎么样的

对于腹泻，不同的人的感受和表达都会不同。大部分人通过大便次数和松软程度来描述，少数健康人，每天也会排便次数超过 3 次，或每 3 天少于 1 次。有时因为饮食关系，松软大便每天 1 次或 2 次，都不能算是腹泻。腹泻的一个重要特点是排便的急迫感，患者急着去上厕所，不能有耽搁。通过计算患者能忍几分钟，还是几秒钟，是否有无法忍耐而要到草丛中解决，这样才能判断出腹泻的严重程度。

溃疡性结肠炎的症状以腹泻为主，排出含有血、脓和黏液的粪便，并有里急后重。轻型患者症状较轻微，每日腹泻不足 5 次；重型每日腹泻在 5 次以上，为水泻或血便；暴发型较少见，但起病急骤，病情发展迅速，腹泻量大，经常便血。

克罗恩病腹泻由病变肠段炎症渗出、蠕动增加及继发性吸收不良引起，开始为间歇发作，后期为持续性糊状便，无脓血或黏液。病变涉及结肠下段或直肠者，可有黏液血便及里急后重感。

临床上，由感染导致的腹泻最为常见，最常见的原因是细菌或病毒感染。大便通过实验室培养可以发现沙门杆菌、志贺杆菌或者弯曲杆菌等。尽管通过治疗，感染性腹泻 3～4 天后症状可缓解，但也有持续时间更长者，所以需要进行病原学检查以确定感染是否得到控制。

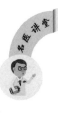

也有一些年轻患者是因为肠易激综合征而出现长期腹痛与腹泻,这类患者肠道没有炎症,内镜检查和 X 片检查正常。可能是肠道细菌的化学产物或紧张导致肠壁的肌肉痉挛性疼痛和腹泻。肠易激综合征一般不会在夜间腹泻,而是从早晨开始,这点不同于炎症性肠病患者。所以,这一现象要告诉医生,会有利于医生判断,并做进一步检查。如果明确腹泻是在晚上 10 点到次日凌晨 4 点,这表明在肠道某个部位存在着病变的可能。

医生一般先要排除常见疾病,再考虑其他少见病。所以对于年轻人,特别是女性患者先要做一系列的检查以排除肠易激综合征。也有一些年轻患者是因为对含面筋类食物过敏而导致的腹泻,这可以通过血液和内镜活检进行诊断。腹泻伴有便血的患者要排除肿瘤的可能。肿瘤在年轻人中少见,但如果有家族史者需要当心。如果 45 岁以上出现腹泻、便中带血,就一定要做肠镜、CT 等检查,以排除肿瘤的可能。

特别需要提醒的是肠道外病变也会导致腹泻,包括甲状腺和肾上腺的疾病。

17. 在炎症性肠病中,腹痛的表现是怎么样的

腹痛是炎症性肠病常见的症状之一,当然也有可能是其他疾病引起的。肠外器官包括肾脏、膀胱、女性附件,以及腹壁肌肉的病变都会导致腹痛。因为腹腔内器官神经支配的感觉,并不像支配手足神经那样很精准,所以患者很难表述出腹部疼痛到底具体在哪个脏器。

一般来说,胃、十二指肠和胆囊的病变疼痛在中上腹,小肠

病变的腹痛在脐周,而大肠病变的腹痛在腹股沟以上的中下腹。

一般炎症性肠病患者常表现为进食后腹痛加剧,排便、排气后腹痛有所缓解。溃疡性结肠炎常伴有阵发性结肠痉挛性疼痛,排便后可获缓解。重型患者腹痛较重,有发热症状,体温可超过38.5℃,脉率大于90次/分。克罗恩病腹痛位于右下腹或脐周,呈痉挛性疼痛,间歇性发作,伴肠鸣,餐后加重,便后缓解。如果腹痛持续,压痛明显,提示炎症波及腹膜或腹腔内,形成脓肿。全腹剧痛和腹肌紧张可能是因病变肠段急性穿孔所致。

对腹痛的描述不仅要有部位,还要包括缓解和加重的因素。在炎症性肠病患者中,可表现为进食后腹痛加剧,因为会加剧肠蠕动。而大便和排气后会有所缓解,是因为缓解了肠道内的压力。同时还需要向医生描述疼痛的严重程度,有的是可以忍受,而有的是不可忍受的。

(1)轻度腹痛:表现为可以忍受。虽然不舒服,但可以继续做其他事情。

(2)中度腹痛:表现为较难忍受。想着要找些缓解疼痛的方法。

(3)重度腹痛:表现为无法忍受。只能停止一切活动,回家休息。

还需要明确每天何时会出现腹痛,是否伴随其他一些症状,如腹胀或嗳气,是否还与其他的周期有关,如年轻女性的月经周期。

腹痛情况描述的越精确,越有利于医生判断出是何种病因导致。

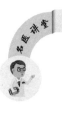

18. 在炎症性肠病中，肛门排气的表现是怎么样的

没必要不好意思与医生谈论排气的情况，这种"屁事"很有利于医生的诊断。胃肠道气体有可能是因为紧张和焦虑时吞咽空气的结果，也有可能是大肠内的细菌代谢产生。这与病情的严重性关系不大，但在炎症性肠病患者中排气会增多，并且气味难闻。因为腹泻的关系，炎症性肠病患者有时在肛门排气时会有水样大便流出，有大便失禁的感觉，进一步加剧肛门口的瘙痒和疼痛不适。

患者如何判断排气是否比别人多呢？其实，无论是达官贵人，还是电影明星，每个人都会排气，但确实很难判断放了多少。有研究认为每个人每天会放8～13个屁（大家可以试着数数），如果超过这个数也不必觉得尴尬，主要是看看放屁是否会让你感觉舒服，是否能缓解腹痛，是否有臭鸡蛋味的恶臭，这些都需要告知医生。

19. 在炎症性肠病中，血便的表现是怎么样的

如果有便血，人们常会担心肿瘤。其实，目前最多见的是因为干结大便排出肛门时，导致的肛门口肿胀血管丛的破裂出血。炎症性肠病的便血常说明存在结肠的炎症。医生需要问清楚以下几点：

（1）是鲜红还是暗红色？鲜红说明是新鲜的血液，多半来源于直肠或肛门附近的出血，暗红色说明是陈旧性血液，通常是从高位的肠道流下来的。

（2）是混合在大便内，还是包裹在大便外面？如果就包裹在大便外面的血，那说明出血部位距离肛门很近。

（3）血是否是在厕纸上发现的，并且会滴入抽水马桶？如是，一般就是痔疮出血。

（4）黑便是指像柏油样的大便，一般出血发生在胃及十二指肠的上消化道。但盲肠的出血，即使严重到贫血，大便的颜色也可能并没有很大的改变。

溃疡性结肠炎常表现为脓血便，也就是血液、脓和黏液的混合物，也有出血量大的患者，排出大量鲜血便，主要是因为溃疡累及大血管发生的出血，以及长期慢性出血导致凝血功能出现异常，这样的患者就比较凶险，除需要输血外，还需要手术切除病变大肠，只有这样才能救命。

便血不是克罗恩病的主要症状。克罗恩病出现便血的概率并不是很高，在大便检查时可发现隐血，而肉眼无法察觉，有时会有褐色的血便。大部分克罗恩病的便血都是由克罗恩病的并发症造成的，如肛裂、肛瘘等。这类疾病便血的颜色一般为鲜红色，与大便不混合，大多数发生在排便中或者排便后；也有患者发生溃疡烂穿肠系膜较大的血管，导致大出血，排出大量鲜血便，这就需要急诊手术干预，但发生的概率比较低。

20. 在炎症性肠病中，体重下降的表现是怎么样的

除炎症性肠病外，很多疾病会导致患者体重降低，但这也是提醒医生重视的信号。体重减轻在炎症性肠病患者中很常见，这需要向医生说明发病后体重减少了多少，但有时因为以前没有称体重，所以很难说出具体减少了多少。也可以通过描述原

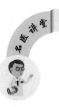

来穿的衣裤宽松了多少，以及皮带扣是否紧了几个孔，这样才能固定住裤子等方式来进行描述。

21. 炎症性肠病还有其他哪些症状表现

炎症性肠病还常会导致其他一些少见的症状，这些可能会对诊断提供有价值的线索。所以如果有这些症状就更加需要重视。

（1）疲乏：在炎症性肠病患者中常见。这可能与贫血、腹泻导致的失眠，以及体内的慢性炎症有关。当然，疲乏与许多疾病有关，包括甲状腺疾病、抑郁等，需要进一步的鉴别。

（2）发热：活动期的炎症性肠病常会导致发热，这并不是特异性的症状，但需要重视。

（3）口腔溃疡：大家对口腔、舌头上的有些疼痛的溃疡比较熟悉，一般会是白色或黄色，医学上称为"阿弗他溃疡"。"阿弗他"一词来自希腊语，它的含义就是"灼痛"的意思，说明这种溃疡是以疼痛为主要症状。发生口腔溃疡并不是问题，但如果这种疼痛性的溃疡反复出现，就要考虑是否存在炎症性肠病。有时克罗恩病会导致口腔内持久出现较大、伴疼痛的溃疡。

（4）肛门痛：炎症性肠病患者常会出现肛门口疼痛，是由肛周红肿和脓肿引起。也可能是存在肛瘘，这是克罗恩病特征性的病变。有时排便时肛门疼痛，同时伴有鲜红色的出血，这可能是肛管上有裂口，就是所谓的肛裂。

（5）红眼和眼部发炎：炎症性肠病常会出现胃肠道以外器官的病变。眼部有时也常会受影响。红眼可能是巩膜表层炎的表现，如果炎症加剧时会更严重，那时就叫葡萄膜炎了。一旦眼部有症状就需要马上进行检查与治疗。

（6）关节肿痛：这种症状在炎症性肠病中较常见，有研究认为有 30％的患者会有这种表现。腰背部的骶髂关节的炎症会导致背部下方的疼痛，这通过 X 线检查可以明确诊断。在其他的关节，如踝关节、膝关节、腕关节和肘关节也会发生关节炎。

（7）皮肤病变：在炎症性肠病的活动期，皮肤上面特别是胫部皮肤上会出现嫩紫红色的结节灶，称为结节性红斑。在炎症性肠病得到控制后，这种病损通常会自行消失。还有一些会出现坏疽性脓皮病的皮肤病变，经常会在腿上出现充满脓液的水疱，溃破后形成深在性的红色溃疡，一般会很难愈合。

（8）腿部胀痛：炎症性肠病会导致血液中的血小板数量增多，容易形成血栓。腿部的深静脉血栓会导致腿部胀痛，感觉异常。有时腿部血栓脱落会导致致命性的肺动脉栓塞，出现晕厥、胸痛和呼吸困难。这在炎症性肠病患者中虽然发生率不高，但对于需要手术的患者，就一定要预防深静脉血栓的发生。

22. 关于炎症性肠病的症状评分有哪些

患者不需要太关注这类评分，只要配合填一下就行，这属于医生的事。医生会用症状评分表来估计患者的治疗效果。常用的如 Harvey-Bradshaw 指数，常用于克罗恩病。包括患者的一般情况、腹痛程度、大便次数和并发症，以及腹部包块。将这些指标分放在一起，用以评价治疗效果。而 Walmsley 评分表用于溃疡性结肠炎。

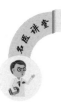

23. 医生会如何检查与诊断炎症性肠病

如果出现上述系列症状,而一般治疗效果欠佳,就要考虑到炎症性肠病的可能性。对炎症性肠病的检查需要一定的方法,以有利于更好地明确疾病的严重程度,选择出疾病的处理和治疗的最佳方法。一般有以下四个步骤,这也足以说明此疾病的复杂性和诊断的困难。①明确诊断是否存在炎症性肠病;②鉴别出是哪一种类型的炎症性肠病;③是否存在并发症;④明确病变程度和是否为活动期。

24. 如何诊断炎症性肠病

以下是最常用的明确诊断和排除炎症性肠病的方法。

1) 病史和体检

这是用于诊断炎症性肠病最基本而有效的步骤。医生会询问患者的病史和症状,患者要详细地告知医生,或根据医生的问题尽量全面描述,这有利于医生的判断,排除患其他疾病的可能,并安排具体的检查,以进一步确诊。患者也不需要不好意思谈论大便、放屁等情况,对医生来说,每个患者都要询问这方面的内容,并且患者的描述不能太含糊,就说个肚子痛、肚子不舒服等,如果这样,医生还会问更多相关的问题。建议患者最好把自己认为重要的症状写在纸条上,可以告诉医生,也可以直接让医生看纸条。病史、症状描述清楚后,医生可能还会问一些深入和广泛的问题,如既往史、家族史和社会活动等,以明确患者患病的原因是什么,是否存在并发症等。

问完病史,医生会做体检。患者需要配合解开衣物,医生需要触摸一下腹部,看看是否有腹部压痛,是否有腹部包块。同时会检查心脏、肺部和四肢的情况。如果有必要检查直肠,医生会戴上手套,涂上石蜡油,用示指伸入直肠检查。这可能听起来可怕,但检查时一般不会疼痛。当然医生一定要获得患者同意才能检查,并且患者可以建议或要求在有陪同人员在场的情况下再进行检查。

2) 血液学检查

医生问完病史和常规体检后,就会进行验血检查。一般是常规的血液检查,当然根据病情也会有特殊检查。一般包括血常规、肝肾功能、电解质、C-反应蛋白、红细胞沉降率、甲状腺功能、炎症免疫指标、肿瘤指标、病毒抗原抗体和其他生物学指标等。此外,还有鉴别其他疾病的检查,如结核菌素试验、T-SPOT检查等。

3) 纤维内镜检查

(1)纤维结肠镜检查:如果怀疑是炎症性肠病,医生会建议做纤维内镜检查。目前来说,纤维结肠镜是检查炎症性肠病较为可靠的方法。结肠镜检查时,患者一般是左侧卧位,膝关节蜷缩起来,臀部放在检查床的边缘。医生会把拇指粗细完全润滑后的细长塑料导管,通过肛门送入直肠,这根导管上有光源,能把肠腔照亮后,医生就能通过电脑屏幕看清楚肠腔内是否存在问题。为了更好地看清楚肠内的问题,还需要充气并扩张肠腔。这样纤维结肠镜就能向前推进,一直可以到达结肠起始部分。也有水平高的内镜医生,可以把结肠镜送入末端回肠检查。纤维结肠镜检查一般不会疼痛,但会有腹胀不适,也有部分患者会有害怕心理,所以目前有使用麻醉药物后的无痛检查,让患者

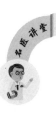

在睡眠状态下完成结肠内镜检查。如果看到肠管炎症,就可有助于炎症性肠病的诊断。同时要做活检,内镜下咬取的组织要送到病理科检查。如果不是在麻醉情况下,活检过程中患者可能会有拉拽感,不会有疼痛的感觉。但有可能会有少量出血,所以在纤维内镜检查结束后会建议患者在检查室休息2小时,没有任何不适后再离开。如果在此期间出现腹痛、肛门流血等现象,要即刻告诉医生。

其实,做肠镜检查无需过分担心。上海曾经有一位知名的肛肠科专家,自己给自己做了个肠镜,并进行现场直播讲解,神奇的是他没有表现出任何不适,这还是没有麻醉下的肠镜检查。当然无痛肠镜检查过程中或检查后,也会有奇特的"梦幻风险"。如果感兴趣的话可以看看属于奇幻爱情片的美国电影《鬼镇》,该片讲述了一位牙科医生自己做完肠镜后的故事。

(2)胃镜检查:胃镜可用于食管、胃和十二指肠的检查,但并不常用于炎症性肠病的检查,因为溃疡性结肠炎不会影响到上消化道。虽然克罗恩病患者的病变会出现在食管、胃和十二指肠,但总的发病率并不高。如果排除了存在溃疡性结肠炎,那医生就会考虑胃镜检查。胃镜检查要比肠镜检查简单很多。为了让胃排空,患者在检查前禁食6小时。如果不在静脉麻醉情况下,一般会让患者口服或在喉咙口喷雾一些麻醉药物,也会静脉使用一些镇静药物。患者取左侧卧位,会有咬口防止损伤牙齿和内镜。内镜医生会顺着喉咙把纤维内镜放入食管,进入胃。为了观察更清楚,检查的时候会注气扩张胃腔,然后再伸入十二指肠进行观察。在检查的同时可以行活检和咬除息肉。一般几分钟就能完成胃镜检查,结束后患者除了有嗳气外,很少有其他

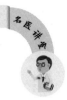

不适症状。

4) 大便检查

因为胃肠道感染会导致腹泻,医生会安排做大便检查,把指甲盖大小的大便放入特殊容器,密闭后放置在专门的收集处。检查明确是否存在病原菌和寄生虫等。

目前,粪钙卫蛋白广泛应用于炎症性肠病的检测。钙卫蛋白是在白细胞中发现的蛋白质,白细胞中的钙卫蛋白要多于红细胞中的血红蛋白,所以这是一种相当重要的物质。钙卫蛋白相当稳定,在实验室室温下放置一周才会裂解。因为稳定,所以在检测炎症性肠病中会很有用。

研究发现,机体免疫系统攻击肠道内细菌是导致炎症性肠病的原因之一。免疫攻击开始后,白细胞从血液迁移到肠壁,再到肠腔内,并随大便排出体外。正常大便很少有白细胞,而在炎症性肠病患者的大便中会有很多。原来就查大便中的白细胞,但效果不理想。现在可以查大便中的钙卫蛋白,即使是两三天前的大便,也能通过浓缩后检查出结果。如果粪钙卫蛋白含量升高,证明有大量白细胞进入大便。当然,在癌症或急性胃肠炎时也会有粪钙卫蛋白的升高;但是如果排除了这些疾病,很有可能就是炎症性肠病。也有医院用于筛查区别肠易激综合征,如果粪钙卫蛋白不高,那就应该是肠易激综合征。

粪钙卫蛋白也可用于检测炎症性肠病的治疗效果,如果治疗有效,大便中的粪钙卫蛋白就会急剧下降到正常水平。在通过肠内营养抑制疗法治疗克罗恩病的过程中,检测粪钙卫蛋白能明确何时克罗恩病会缓解,这样就可以停用肠内营养,改用正常饮食,通过调节能维持长时间的缓解。粪钙卫蛋白也有利于

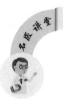

判断炎症性肠病的严重程度。如果粪钙卫蛋白浓度高,那就说明病变严重,这能影响到医生用药的选择。

25. 如何判断是哪一种类型的炎症性肠病

一旦医生诊断肠道有炎症,那么下一步就需要判断是哪种类型的炎症性肠病。左半结肠炎多数是溃疡性结肠炎,如小肠广泛病变则多数可以诊断为克罗恩病。但最终是通过病理活检报告才能获得确切诊断。

通过显微镜观察,可以检查几毫米的肠道活检组织,活检部位可以是在炎症部位,也可以在交界处没有炎症的部位。显微镜下所发现的病变、获得的检查结果对于诊断何种类型的炎症性肠病具有重要意义,这是 X 线片和内镜检查所不能替代的。如果大肠存在病变,活检病理报告是见到肉芽肿,即使没有小肠病变,也会诊断是克罗恩病。有时大肠的炎症性病变在显微镜下无法分辨出是溃疡性结肠炎还是克罗恩病,这是因为病变是不典型性改变,病理学家也无法给出确切诊断,当然这也不能说是可以诊断为不确定性结肠炎,而是需要反复检查,才有可能确诊并指导治疗。

目前,病理检查结果是诊断炎症性肠病的金标准,这能决定治疗方案的最终选择。这让我想起德国柏林夏洛特(Charité)医院的"细胞病理学之父"魏尔啸教授(图 4),他对德国医学教育的一个主要贡献是鼓励医学生使用显微镜,并因经常鼓励学生"以显微镜方式思维"而为人所知,只有这样的严谨才能获得确切的结果,为患者提供可靠的医学帮助。

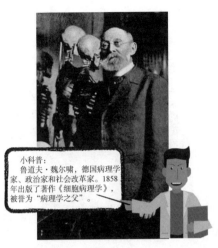

小科普：
　　鲁道夫·魏尔啸，德国病理学家、政治家和社会改革家。1858年出版了著作《细胞病理学》，被誉为"病理学之父"。

图4

26. 如何判断是否同时存在其他并发症？需要做哪些检查

　　医生在对患者的胃肠道检查完后，还需要检查胃肠道以外部分是否同时存在病变，此时需要做一些其他的检查，以便判断是否存在其他并发症。

　　（1）磁共振检查：磁共振除了前面提到的可用于肠道检查之外，也能清晰地发现炎症性肠病的其他病变，特别是胆管的病变，如对硬化性胆管炎的检查，以及复杂肛瘘在盆腔的解剖走形等。

　　（2）超声检查：通过使用人耳听不见的高频声波作用于机体器官后，会反射到接收器中，并在电脑屏幕上显示出来。超声检查快速、无创和便捷，对于检查胆囊、肝脏、胰腺和肾脏具有很

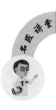

高的价值。

腹部 B 超检查前应禁食(水)6 小时,这样才能保证胆囊充满胆汁。如果是要检查胆囊,前一天晚餐不要吃油腻的食物,但可以正常服药。对盆腔脏器进行超声检查前要保持膀胱处于充盈状态,在检查前 1 小时最好大量饮水,检查结束后再去排尿。

检查时,患者平躺在检查床上,检查医生会将胶冻样物质涂在患者的腹部。医生会把探头在腹部进行移动。在检查不同器官时,会让患者变换一下体位,一般也就是检查半小时左右。对盆腔进行检查时,女性患者可能要做阴超检查,这可能会让患者有些不安,但这是无痛的探查。

(3) 血维生素 B_{12} 和叶酸检查:维生素 B_{12} 和叶酸对于机体产生正常红细胞具有重要作用。绿色蔬菜中含有大量叶酸,肉类和奶制品含有维生素 B_{12}。空肠吸收叶酸,回肠吸收维生素 B_{12}。小肠克罗恩病患者常会缺乏这两种维生素。叶酸存在于红细胞中,维生素 B_{12} 存在于血浆中,故通过抽血检查可以进行检测。

(4) 骶髂关节 X 线检查:炎症性肠病患者常会发生关节炎,最常见于脊柱的下端骶骨和骨盆的上缘髂骨之间的炎症。有时骶髂关节的炎症会延伸到脊柱,进而出现强直性脊柱炎,这可能与炎症性肠病有关。这些炎症会导致背痛,通过 X 线检查很方便就能发现此病变,检查前也无需做特殊准备。

(5) 骨密度检查:一些炎症性肠病患者会出现骨质的病变,早期为骨质含量减少,再发展下去就出现骨质疏松。这会导致患者骨质很脆,轻微外伤就可能出现四肢和腰椎体的骨折,早发现该问题就可以有效地治疗。骨质减少可能是由炎症性肠病的炎症导致,也可能是由于饮食中缺乏钙和维生素 D,而最常见的原因是长期使用皮质类固醇激素治疗所导致的不良反应。

骨密度的检测可以明确是否存在骨质减少或骨质疏松,可以通过 X 线检查大腿和脊柱骨的骨质来进行诊断。放射剂量很少,但孕妇尽量避免检查。将骨密度片子拍好后,与正常相同年龄的骨密度进行比较,就能获得结果。

27. 如何判断炎症性肠病的严重程度? 如何判断炎症性肠病是否处于活动期

如果前面的症状和检查明确诊断患者存在炎症性肠病,那下一步就需要知道病变的部位和严重程度,以及是否属于活动期。需要进一步通过 X 线、CT、磁共振(MRI)、内镜和核素扫描等对胃肠道各个部位进行检查。

确定炎症性肠病的程度和范围很重要,除可以为明确诊断为何种类型的炎症性肠病提供线索外,还会影响到后续的治疗。比如病变只局限在小肠,那就比较明确地可以排除溃疡性结肠炎。常用的检查方法包括以下几种。

1) X 线与 CT 检查

腹部 X 片检查是最简单的应用于炎症性肠病的辅助检查方法,属于简单、快速和无任何不适的腹部成像方法,不需要任何特殊准备,患者入院后可以直接去拍摄。本检查在炎症性肠病患者中并没有特异性,但通过 X 线片可以看到因为左边大肠炎性病变导致右半结肠内大便淤积,以及因为狭窄和炎症导致扩张的结肠,发现中毒性巨结肠等。腹部片上还能看到炎症性肠病导致的并发症的改变,包括脓肿和穿孔的表现。因为是简单、便捷的检查方法,所以可以反复摄片,以监测病变的发展和

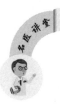
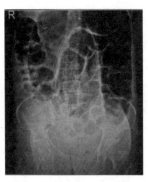

图5

确定是否出现更严重的并发症。

（1）钡剂或造影剂灌肠检查：这种检查会使用硫酸钡，它是一种不透X光的液体，所以在X线片上可见到肠子的一些异常表现，常用于检查大肠的病变，有时钡剂会流过回盲瓣进入末端回肠，进而能发现回盲部的炎症性变化。钡剂灌肠一般用于溃疡性结肠炎的检查。通过这个检查不仅能发现炎症，还能清晰发现狭窄和扩张的结肠。但在结肠极度扩张的情况下不能做钡剂灌肠，会导致极度危险的并发症——肠穿孔。这一检查对于小肠病变和肠外病变没有价值。

钡剂灌肠检查的缺点是检查前需要做特殊的肠道准备，如使用泻药或灌肠，以及进行饮食控制。不同的医院有不同的准备方法。检查前一天，患者少纤维素饮食，并使用复方聚乙二醇作为泻药，通过强力导泻而排空肠道；需要大量饮水，避免发生脱水的情况，每1小时需要饮一杯水，一直到晚上。如果预约的是下午做钡剂灌肠，患者还是需要吃一些流质饮食或口服营养素，或通过静脉适当补充液体。

到放射科后，通过一根管子把钡剂注入直肠。在检查过程中，患者会注射一种解痉药物东莨菪碱以缓解结肠的痉挛，让钡剂顺利注入结肠，注满后再让钡剂流出，同时灌入适量的气体，扩张肠道，形成气钡双重对照影像。在肠腔内透光气体的映衬下，覆盖在肠壁上的钡剂就能把结肠很好地显示出来。在检查过程中，为了更好地发现病灶，放射科医生会让患者变换不同的体位。通过这个检查,很小的病变都能被发现,如溃疡、息肉等。检查结束后,让患者尽量排出钡剂,有时需要使用轻泻剂把钡剂排出,因为有患者残留太多的钡剂会导致严重的便秘。因为钡剂的残留,检查后的2～3天患者会解白色的大便。

目前,因为考虑到钡剂配制的不方便,或担心使用钡剂后出现的一些不适,现在也常直接选用液体造影剂灌肠后拍摄X线片,液体造影剂可以较快流出,从而较少出现滞留在肠道的问题。

(2)钡餐或口服造影剂检查:以前钡餐检查常用于检查胃的病变,现在基本上已经被胃镜所替代。钡餐也可用于小肠的检查,但钡剂的浓度要比检查胃时稀很多,所以不能通过钡餐同时检查胃和肠,当钡剂在小肠时可以拍摄X线片进行检查。大肠内的大便一般不会影响成像结果,但也有放射科医生要求灌肠清洁肠道,并会在钡剂通过小肠进入结肠时,通过直肠灌入气体,进而有利于检查末端回肠和回盲部的病变,这对于诊断和评估克罗恩病具有重要作用。

钡餐检查时不需要做特殊准备,检查前禁食(水)6小时,但不禁药物。进入放射科摄片室,喝下准备好的钡剂,放射科医生会拍摄一系列钡剂通过胃肠道的照片,也会要求患者不断地变换体位,以获得更好的拍摄效果。有时会压迫腹部,以减少肠襻的重叠。钡剂在患者体内通过肠道的时间从小于1小时到大于4小时不等,因为要获得全部的肠道拍片资料,所以患者在拍片室的时间也不等。检查完后几天会有白色的含有钡剂的大便排出,有的医院会让患者吃一些轻泻药,防止钡剂导致的便秘。检查完后,患者可以恢复正常的饮食。

因为克罗恩病患者常会存在肠道狭窄和梗阻,为了避免口

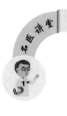

服钡剂导致或加重肠梗阻,并且缩短检查时间,通常会建议患者直接口服碘造影剂,然后让患者变换体位拍摄腹部 X 线片,检查发现病变的部位。因为碘造影剂是高渗液体,也有利于部分缓解小肠水肿狭窄导致的不全梗阻。

(3) CT 扫描和虚拟结肠镜检查:CT 扫描就是对身体不同角度的 X 线检查,然后通过计算机合成后形成的不同平面图。CT 检查极大地改善了胃肠道检查的效果,减少了很多不必要的剖腹探查手术。也有通过 CT 检查进行结肠重建,能得到与内镜检查一样的效果,也称为虚拟结肠镜检查。这能解决因为肿瘤或狭窄使得结肠镜无法通过结肠而导致检查不完全的问题。

这是目前临床上最常用的检查技术,尤其是对老年体弱患者,因为 CT 检查床可以随时变换移动,而不需要患者通过活动变换体位就能拍摄到很好的片子。CT 还能通过造影剂对比发现不同组织间的差异,以及看到器官外的病变,而钡剂检查和纤维内镜检查是无法做到这一点的。但目前 CT 扫描无法看清小肠的息肉性病变。随着经验的增加,有的放射科医生可以在钡剂检查后或使用胃肠道造影剂后,再加 CT 扫描,这样更有利于诊断炎症性肠病。

如果是行 CT 扫描检查结肠,为了看得更清楚,最好也做一下肠道准备,检查前禁食(水)6 小时。检查时,患者平躺在检查床上,检查时会感受到机器的噪声和旋转运动,不用担心,静躺着就能完成检查。有时患者静脉中会注入造影剂,如果没有过敏史,也不需要过度担心。

2) 磁共振检查

磁共振是 20 世纪 40 年代发展起来的一项新的诊断与分析

技术。英国著名物理学家彼得·曼斯菲尔德(图6)创新了磁共振成像技术,并由此制造出 MRI 影像检测设备,使 MRI 成为了当代医学影像诊断学最具有革命性的发明。

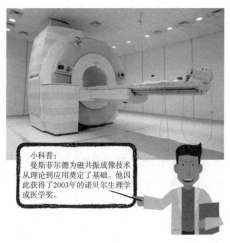

小科普:
曼斯菲尔德为磁共振成像技术从理论到应用奠定了基础。他因此获得了2003年的诺贝尔生理学或医学奖。

图6

MRI 因为不牵涉到 X 线,所以不同于 CT 检查。它是依靠强磁场的作用,把机体内水中的氢原子核磁化,整齐排列。然后通过不同放射频率场的干扰而发出信号,这些信号通过扫描仪接收后,转换为图像。对软组织的成像功能要远超于 CT 成像。

MRI 对于小肠成像检查特别有用。检查前一般要先让患者喝大量的水,让肠道充分注满水。静脉注入造影剂,然后成像摄片,这对小肠肠道的检查会达到像钡餐检查一样的效果。MRI 最大的优点是可以反复检查,不用担心接受过多 X 线。但也有部分患者因为幽闭恐惧而不能完成这项检查。幽闭恐惧症属于恐惧症中较为常见的一种,是对封闭空间的一种焦虑症。

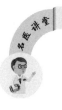

幽闭恐惧症患者在某些情况下,例如电梯、车箱或机舱内,可能发生恐慌症状,或者害怕会发生恐慌症状。针对本症,医生可以采取一些解释性的心理疗法,对患者做充分的解释工作或采用一些抗焦虑的药物加以治疗。

3) 小肠镜检查

目前,对炎症性肠病严重程度的判定,始终是离不开纤维内镜。除了前面已提到的使用结肠镜和胃镜的检查外,还有小肠镜的检查。通过内镜检查可以发现胃肠道腔内的病变,具有直观性的优点,并且必要时可以做组织活检检查。

下面具体介绍一下小肠镜检查。

因为小肠比较细,所以小肠镜要比结肠镜细长。原来内镜医生做的比较少,因为要通过小肠镜把整个小肠检查完全存在一定的困难。现在,双气囊电子小肠镜的发明使得小肠镜的操作更加简便易行。

双气囊小肠镜可分为经口进镜和经肛门进镜。经口直视下进镜,依次经过食管、胃、十二指肠球部及降部。当内镜头端进入至十二指肠水平段后,先将小肠镜的内镜气囊充气,使内镜头部不易滑动,然后将外套管沿镜身滑插至内镜前部,随后将外套管气囊充气,此时两个气囊均已充气,内镜、外套管与肠壁已相对固定,然后缓慢拉直内镜和外套管,缩短肠管。接着将内镜气囊放气,操作者将内镜缓慢循腔进镜向深部插入,直至无法继续进镜,再依次将内镜气囊充气,使其与肠壁相对固定,并同时释放外套管气囊,外套管沿镜身前滑,如此重复上述充气、放气、推进外套管和向后牵拉操作,直至到达小肠最深处。经肛门进镜,操作方法与经口途径相同。从口或肛门进镜主要根据小肠可疑病变部位的不同来决定。通常情况,经口进镜可抵达回肠中下段,经肛门进镜可达空肠中上段,这样交叉进镜可对整个小肠进行完全、彻底的检查。通过小肠镜的检查,可以发现病变部位,也能取组织进行活检,对于轻度的狭窄还可以进行球囊扩张治疗。

小肠镜检查前的胃肠道准备工作与胃肠镜检查相同,需要用泻药把肠道内容物排干净。但这种检查方法比较费时间,有时可能需要3小时,所以最好是在麻醉下进行检查。

诊断性操作的并发症发生率为1%～3%。最常见的并发症是腹痛,常见于检查当天或次日,其他并发症主要为咽喉肿痛、黏膜损伤、消化道出血、急性胰腺炎、消化道穿孔、肠系膜根部组织撕裂等。所以一般小肠镜检查都是在住院时,由经验丰富的内镜医生来完成,做完后需要留院观察2天,这样才会更安全。

4) 胶囊内镜

胶囊内镜是一种做成胶囊形状的内镜,它是用来检查人体肠道的医疗仪器。实际是把摄像机尽量地缩小,植入医用胶囊,钻入患者的肠道去拍摄照片,以帮助医生对患者进行诊断。胶囊内镜是探秘人体胃肠道的"飞船"。如果有去过上海科技馆,体验过"食物的旅行",就会有深刻的体会。那个旅行车就是胶囊内镜外壳,坐在里面的旅行者就是摄像机。可以窥探人体肠胃和食管部位的健康状况。患者吞服后,胶囊沿消化道方向运行,每间隔两秒的时间就会拍下一张照片,拍下的图像信息会随时传送给身体以外的图像记录仪。医生把胶囊拍摄的图像下载于电脑,可以帮助判断是否存在疾病。

检查前需要对患者的胃肠道进行清洁,与结肠镜检查的准备基本上一样。需要患者用水把胶囊内镜像吞服药片一样服

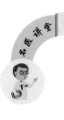
用,胶囊内镜进入人体后,会随着胃肠道的蠕动一直向下走。本方法具有检查方便、无创伤、无导线、无痛苦、无交叉感染等优点,扩展了消化道检查的视野,克服了传统的插入式纤维内镜的一些缺点,并且使用胶囊内镜检查时,患者可以保持正常的活动和生活。

但需要注意的是,存在有狭窄、梗阻、穿孔和肠瘘并发症的炎症性肠病患者,则禁忌使用胶囊内镜检查,如果有怀疑存在这些问题,也需要慎重使用。胶囊内镜一般1~3天排出,若长时间未排出,应到医院检查,可能因为存在肠道狭窄使胶囊内镜无法通过而引起肠梗阻,甚至可能出现急性肠穿孔。一旦出现胶囊内镜滞留,建议行微创手术取出胶囊。

5) 放射性同位素扫描

白细胞扫描对于确认存在炎症性肠病具有重要价值,并能评估病变范围和严重程度。检查时先从血液中分离出白细胞,用少量的放射性物质对白细胞进行标记,然后回输入患者血液。因为白细胞仍然具有活性,到人体后继续完成它们的使命。它们会随血流到达白细胞的聚集区如肝脏、脾脏和骨髓,当然它们也会去炎症活动区,包括炎症性肠病的肠道炎症病变区域,或患者体内的所有脓肿部位。这样通过摄片,可以清晰地看到肠道炎症区域,根据放射线信号的强弱,明确是轻微病变还是严重病变。如果有脓肿存在也就很容易被发现。

如果医院有很好的核医学科,在炎症性肠病患者中进行细胞扫描,会获得很好的诊断图片。白细胞扫描检查前不需要做特别准备,可以正常饮食。检查分两步,首先,在手臂上抽40 ml静脉血,通过离心机分离出白细胞,用很少量的放射活性物质标记后,回输入患者体内。这部分工作大概要花2小时的时间。

第二个步骤一般要用 1～4 小时。患者在暗室内,通过使用伽玛照相机扫描成像,可以看到发炎的部位。但白细胞进入脓肿的速度要比进入肠道慢很多。所以如果怀疑存在脓肿,患者要在第二天再进行扫描检查。

白细胞扫描检查完后不需要做特殊处理。其另一个优点是整个消化系统可以在一张图像上展现。

总之,医生根据以上系统的检查,诊断是否存在炎症性肠病,以及判断出炎症性肠病患者目前的情况,决定治疗计划。如果患者存在腹痛和腹泻,病变在末端回肠和盲肠,可以先控制炎症,抑制免疫反应,如使用氢化可的松、英夫利昔单抗,或使用肠内营养减少细菌对免疫系统的刺激等。此外,也有患者病史很长,若在病程中再次出现腹痛、腹泻,可能是疾病复发,也有可能是出现肠道狭窄、梗阻和肠内瘘等并发症,此时药物治疗已经无效,就需要尽早行外科手术干预,以减少病变的进一步发展。如果患者出现骨质疏松,就需要减少激素类药物的使用。血清中维生素 B_{12} 的缺乏就需要做正规的注射补充治疗等。

每个患者的治疗方案都不同,需要进行个体化的评估。绝不能一经诊断为炎症性肠病就使用激素进行治疗,这是绝对不可取的,会出现很多并发症。故需要由专业的内外科医生进行会诊,共同选择出对患者治疗最为有利的方法。

28. 炎症性肠病有哪些并发症

炎症性肠病主要表现在胃肠道的病变。但部分患者就诊时并没有明显的肠道症状,最初的表现异常是在其他器官,如眼睛、耳朵、肝脏或关节等。所以,只有通过专业医生的检查,才有

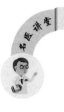

可能发现这些其他器官的病变是由肠道的炎症性疾病引起的。因此,一些患者经常是先对并发症进行治疗,但如果在诊断不明确的情况下进行治疗,会导致治疗效果不佳,更有甚者可使患者的症状加重。

据统计,目前已发现有 18 种炎症性肠病的并发症表现,主要有:①肠道狭窄;②腹腔脓肿;③肠瘘;④克罗恩病肛周病变;⑤贫血;⑥阿弗他溃疡;⑦胆结石;⑧肝功能异常;⑨原发性硬化性胆管炎;⑩血栓;⑪关节炎;⑫强直性脊柱炎;⑬骨质疏松;⑭肾脏结石和肾脏病变;⑮皮肤病变;⑯肺部病变;⑰眼部病变;⑱耳部病变等。因此,炎症性肠病在诊断与治疗方面的复杂性也就可见一斑了。

29. 肠道狭窄——炎症性肠病的并发症之一

肠道狭窄常常是由炎症、瘢痕组织或癌变所引起。因为炎症的作用形成组织瘢痕,而后组织发生挛缩,使肠腔狭窄,肠腔内肠液流动缓慢,直至肠道梗阻。打个比方,就如山体滑坡将河流堵塞,上游来水无法顺利通过,形成很大的水位压力差,一旦溃破,下游就会洪水泛滥。所以每次抗洪救灾,都会提到堰塞湖的问题。

肠道狭窄虽然在溃疡性结肠炎患者中也有报道,但最多见的还是在克罗恩病患者中。最常见的狭窄部位是在小肠,尤其是在回盲部,也就是小肠和结肠接口的位置。在结肠中也会发生,常见的是直肠、乙状结肠和横结肠的狭窄,以及肛周病变导致的肛门狭窄。另外,手术后的吻合口很容易出现狭窄,所以只有专业的外科医生才能更有经验地去考虑如何尽量避免发生术后吻合口的狭窄。

　　狭窄后的症状与病变的部位有关，常见的是阵发性的腹痛，进食后加重。狭窄加重后会出现排便困难、恶心、呕吐。也会出现急性肠梗阻，肠液和肠内容物无法通过肠腔，出现腹痛、肛门停止排气排便，而后出现腹胀、恶心和呕吐。多数患者通过保守治疗能恢复，包括禁食，使用鼻胃管吸出胃肠液，同时静脉补液，补充生命所需的营养和电解质如钠、钾等。但有时只能通过急诊手术才能缓解梗阻。如果怀疑有狭窄可以通过 X 线、CT、磁共振或纤维内镜等检查加以明确。

　　虽然肠狭窄不会引起癌变，但有些狭窄是由肠道肿瘤引起的。所以纤维内镜和活检是很有必要的检查。治疗狭窄前先要明确具体的原因，在排除肿瘤后要考虑是由急性炎症还是瘢痕所引起。如果是由炎症水肿引起，就可以行抗炎处理、饮食治疗或少量使用激素，可以有效缓解狭窄。如果是瘢痕导致狭窄，此时保守治疗效果通常不佳。短小狭窄可以使用内镜下扩张处理，如果是在结肠，可以直接在纤维结肠镜下通过球囊扩张。小肠狭窄就通过使用双球囊小肠镜进行扩张。但这只能在一定程度上改善症状，延缓手术治疗的时间。我们还是建议通过手术切除这种狭窄段，提早手术干预，以避免因肠道狭窄反复发作导致的肠梗阻和穿孔等并发症。目前，通过微创手术的方法很容易解决这种纤维性狭窄，术后恢复快，并发症也少，并且可以提高生活质量和明显降低远期治疗费用。

　　需要特别说明的是，有些患者通过要素饮食和肠外营养能改善一些梗阻症状，但长段纤维性狭窄和复杂炎症性狭窄最终只能通过手术切除治疗。如果检查发现是这种原因导致的梗阻症状，建议尽早手术。内科的保守治疗只会增加经济负担，同时

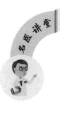
因为狭窄症状,使患者的营养状况每况愈下。待到不得不手术时,需要花更多的医药费,并且会大大增加术后并发症的发生率。

正常小肠中是很少有细菌的,但如果小肠狭窄时,小肠液的流动就会受阻,细菌就会在肠液流动缓慢的地方大量繁殖,细菌的大量滋生会导致腹痛和营养吸收不良、体重下降。目前,最常用的治疗是使用一些恰当的抗生素,以期能获得短期治疗效果。但最好的办法还是解除狭窄,消除细菌滋生的部位。如果决定长期使用抗生素保守治疗,建议要定期更换抗生素,以免产生耐药菌。

30. 腹腔脓肿——炎症性肠病的并发症之二

克罗恩病会在全胃肠道导致炎症,这种炎症溃疡常会因很深而穿透肠壁,导致很小的肠瘘。这些瘘可以与邻近器官相通,形成内瘘,也可以在游离腹腔形成脓肿。当克罗恩病不断发作,并有一定程度的肠道梗阻时,出现小穿孔导致脓肿的机会就会增加很多。此外,长时间使用激素也更容易形成脓肿。由于肠腔和脓肿相通,所以对脓肿的处理要考虑周全。较大的脓肿一般聚集在腹腔或盆腔,其有时会穿破腹膜进入背部的肌间隙中,特别是腰大肌周围,所以有的患者会出现腰背部疼痛,个别患者还会延伸到大腿、膝关节等部位,最终会烂穿腹壁或腰背部皮肤组织,引起肠外瘘。此时脓性液体或肠液会从瘘口处断断续续地向外流出。

对于脓肿治疗的基本原则是手术引流,因为单用抗生素已经不足以有效治疗这些脓肿,但使用抗生素能在穿刺引流或手术前先稳定住病情,防止细菌入血引起菌血症或败血症。操作时医生会在 B 超或 CT 定位下经皮进行穿刺引流,避开腹腔内器官,留置引流管,能有效地将脓液吸出,同时将脓液做细菌培养和药敏试验,为下一步有效使用抗生素提供实验室证据。但也有患者需要行手术治疗,在手术引流的同时必须要把病变肠段切除,特别是与脓腔相通的部位或狭窄的肠段。同时要考虑行肠造口术,因为在严重的炎症情况下,肠道切除吻合后再次发生瘘的概率会相当高。一般需等到腹腔感染控制后 3 个月,可以考虑将造口的肠段接回去,但具体要根据术前的评估而定。

31. 肠瘘——炎症性肠病的并发症之三

　　体内两相邻器官之间的异常通道称为瘘。溃疡性结肠炎中肠瘘不常见。但克罗恩病的炎症会牵涉到整个肠壁,病变会从肠内发展到肠外,并延伸到邻近器官,这样就可能会导致肠-肠、肠-膀胱、肠-阴道、肠-皮肤等各种各样的瘘。手术后也可能发生瘘,同时导致切口的感染,在这种情况下处理就相当棘手,患者相当痛苦,医生也会因为无法有效处理而很自责和不安。

　　如果肠腔与皮肤相通,肠内的液体或食物直接通过皮肤上的洞漏到外面,就称为肠皮瘘。患者一般最先出现肛周脓肿或腹腔脓肿,经过治疗后再发展成为瘘,也有些是发生在炎症性肠病手术后。

　　其中最常见的是肛瘘,是指直肠通过一根管道与肛周的皮肤相通。一开始时表现为肛周的肿块,伴红、肿、痛,然后逐渐形成脓肿,破溃后会排出脓性液体。如果肛瘘口堵塞不畅,则会引起脓肿复发,从而可能导致其他部位再形成瘘管,进而发展成有

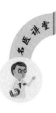

多根管道的复杂性肛瘘。在治疗上，一般选择挂线治疗，在瘘管内置入一根或多根挂线引流，从而避免发生瘘管堵塞。也有患者通过手术直接敞开或切除瘘管，让伤口自行愈合。

在法国有一段以患肛瘘为荣的医学史。法国"太阳王"路易十四常年因为肛瘘而痛苦不堪，甚至在战场上也要经常洗一洗肛门，最后是通过手术切除肛瘘才得以治愈。自此，在巴黎的街头巷尾无不谈论这一"时髦病"——肛瘘，人们都巴不得自己也患上此病。有些达官贵人渴望引起国王的注意，不管是否患有肛瘘，竟然自告奋勇地去找外科医生，硬是要让肛门挨一刀，以便被国王召去询问动手术的情况。一时间，外科医生家常常人满为患，这些人无非是想炫耀一下自己与君王得了一样的病。所有肛瘘患者都强烈要求动手术，当医生指出他们没必要做手术的时候，他们居然不高兴，甚至大发雷霆。

但在克罗恩病时确实要慎重使用手术治疗肛瘘，因为如果疾病正处于活动期，术后创面会很难愈合，另外有的肛瘘内口位置在直肠肛门括约肌上方，敞开瘘口会损伤括约肌而导致大便失禁。所以，克罗恩病导致的肛瘘不能轻易进行手术治疗，或需要专业外科医生评估后选择个体化的手术方式，决不可像前述"法国式"跟风行肛瘘手术。

此外，如果肠道与膀胱相通，使肠液漏进膀胱，就会导致尿路感染，患者会出现尿中有粪汁，以及尿频、尿痛和血尿等症状。如果肠道内的气体通过瘘管进入膀胱，小便中会出现气泡，这种症状叫作气尿症。可以通过使用抗生素控制感染，但这个通道只有通过手术才能彻底治愈。

肠道与肠道之间相通会形成内瘘，此类患者常没有严重症状，可能也就是间隙性的腹痛，可耐受，并不明显影响患者的日

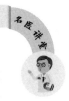

常生活。但这些患者往往会因为肠道短路,食物从本不该存在的"小路"通过,患者往往会因进食后腹痛影响饮食,从而出现营养吸收障碍和营养不良,这些患者绝大部分最终是需要进行手术治疗的,手术能明显改善患者的营养状况和提高其生活质量。

32. 克罗恩病肛周病变——炎症性肠病的并发症之四

总的来说,大约有1/3的克罗恩病患者会出现肛周并发症,而溃疡性结肠炎患者就要少很多。10％～15％的克罗恩病患者最早是因为肛周病变或不适而去医院就诊的。

最轻的肛周病变是围绕肛门的红、肿、痛的皮赘,多因长期腹泻或含有脓水的大便污染导致。这些发红的像"大象耳朵"的皮赘有助于克罗恩病的诊断。有时会有出血等现象,但没有必要手术切除,术后也很难愈合,会留下很疼痛的伤口。研究发现,肛周溃疡和皮下的脓肿是克罗恩病的特点,具有一定的诊断价值。此外,肛裂则是肛管上出现一个纵形伴疼痛的小裂口,严重时会出现较大的溃疡,当溃疡会发生纤维化愈合,最终导致肛门狭窄。肛裂会导致肛门括约肌的痉挛,疼痛剧烈,有时需要服用药物以放松肛门的肌肉,也可使用扩肛器将肛门狭窄扩开。保守治疗肛裂无效时,可有选择行肛门括约肌侧切术,但这是最后的选择,尽量不要选择这样的处理方式,因为可能会导致大便失禁。

肛周病变可以通过磁共振、B超等检查发现,直肠病变可以通过内镜检查发现。当行纤维内镜检查时,因为有肛裂或炎症的存在,患者会出现肛周剧烈疼痛,所以最好是在麻醉下进行检查。

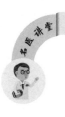

治疗方面,可以通过使用抗生素治疗肛周感染和脓肿,同时需要让肛门获得休息。患者需要进行控制饮食,使用要素饮食以减少大便。还要减少站立和行走,这有利于减少肛门部的压力。另外,保持肛门的干净与清洁也很重要。使用柔软的湿巾纸擦拭肛周要比普通的厕所用纸好很多,能减少对肛门和肛周皮肤的伤害。排便后要用温水近距离地冲洗或坐浴,清洗干净后用柔软的毛巾轻拍肛门将水分吸干,或用坐便器上的加温设施将肛门烘干。这不仅能减少疼痛,有效地保持肛门和肛周皮肤的干燥,促进损伤修复,同时还能预防肛周真菌感染。如果肛周脓肿较大,在使用抗生素控制感染的同时,还需要行手术引流。

克罗恩病患者肛周病变一般不主张手术治疗,因为除了愈合困难外,还可能导致大便失禁,所以一般选择使用穿刺冲洗引流,温消毒水坐浴,同时使用甲硝唑液冲洗脓腔,或使用甲硝唑栓剂塞入肛门,一日 2 次。如果因为手术出现肛门括约肌损伤,导致大便失禁,就需要进食使大便膨胀的含大量纤维素的食物,同时加服洛哌丁胺等药物治疗。也可使用厕纸做成塞子将肛门堵住,减少大便的流出,或者使用各种型号的成人护垫。

长时间的肛周病变会导致直肠狭窄,通过定期扩肛能缓解直肠狭窄。患者也可以自己在家中进行扩张,可以订购不同规格的扩张器。将肛门扩张器充分润滑后慢慢插入肛门,留置 5 分钟,为避免疼痛,可以先从直径细的扩肛器开始,一点一点地增加扩肛器直径,直到能扩大到的最大直径为止。

如果是肛周病变很严重的患者,只能行结肠造口或回肠造口手术。通过大便改道的方法,使排泄物不再通过发炎的肛门,使其得到充分休息,能有效控制肛周感染。但如果造口回纳后,肛周病变仍然可能还会复发。如果患者存在大便失禁、肛门狭窄严重以及合并有不断加重的其他慢性病变，给患者的日常生活造成极大的不便和痛苦时，还是建议行造口手术，这样能明显改善患者的生活质量。

33. 贫血——炎症性肠病的并发症之五

肠道炎症和溃疡会导致肠道内慢性出血，而失血则会导致体内储存的铁丢失，从而引起缺铁性贫血。而小肠的病变还会影响到人体对叶酸和维生素 B_{12} 的吸收，这些微量营养素的缺乏也会导致贫血，进而患者常会感到疲乏。通过血常规可以检查患者的血红蛋白，如果在血红蛋白降低的同时，红细胞体积变小，就是因为缺铁导致的贫血；相反，如果是红细胞体积变大，那就是因缺乏叶酸或维生素 B_{12} 导致的贫血。为进一步确认就需要检查血中的铁离子、叶酸和维生素 B_{12} 的含量。

治疗方法是补充缺乏的营养物质，如果回肠有损伤或病变，存在维生素 B_{12} 吸收困难，则会选择注射羟钴胺（维生素 B_{12}）。叶酸缺乏可以通过口服补充。在炎症性肠病患者中铁缺乏的补充有些麻烦，因为常用铁剂如硫酸亚铁或葡萄糖酸铁，即使正常人服用也会导致腹部不适，在炎症性肠病患者中这种不适会更加严重，所以最好让医生推荐使用不良反应小的新型铁剂药物。有时需要注射给药，肌内注射时患者会疼痛，并且皮肤会呈现为棕黑色。静脉注射则一定要注意，有部分患者会出现过敏反应，但现在用的蔗糖铁过敏反应已经少了许多。也有患者因重度炎症导致的严重贫血，就需要通过输血来予以纠正，但这不是长久之计，而且现在血液供应也日趋紧张，因此重点还是要有效控制

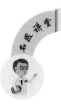

炎症性肠病。

34. 阿弗他溃疡——炎症性肠病的并发症之六

克罗恩病能影响到整个胃肠道，包括口腔。阿弗他溃疡是在口腔内单发或多发的白色浅表小病损，边缘为红色，直径大约5 mm。正常人也会出现舌头或口腔内伴有疼痛的溃疡，但与克罗恩病导致的溃疡明显不同，一般的口腔溃疡疼痛程度轻，愈合后也不会反复发作。如果有人抱怨经常会发生口腔溃疡，就需要进一步检查，以排除是否存在克罗恩病。

口腔疾病可能是儿童和青少年克罗恩病的首发症状，这些患者可能会因出现口唇变形而苦恼，但多数会随时间而恢复。此外，口面部的肉芽肿也与克罗恩病密切相关，这可能是阿弗他溃疡的另一种表现形式，主要发生在口唇和牙龈。

35. 胆结石——炎症性肠病的并发症之七

有报道称约20％的克罗恩病患者会出现胆囊结石，要比正常人群发病率高一倍。胆囊结石形成的部分原因是胆汁内的胆固醇结晶而成。人体内的胆固醇需要与肝脏分泌的胆盐结合才能保持其处于溶解状态，胆汁流入小肠与脂肪结合，帮助机体在肠道内分解吸收脂肪。而胆盐又要在末段回肠被机体重吸收到肝脏再利用，这就形成了胆盐的肠肝循环，这在人体脂肪的消化过程中具有十分重要的作用。如果患者的回盲部发生炎症性病变或被切除后，胆盐的重吸收利用循环就会被打破，胆固醇没有足够的胆盐可以结合，不能维持其溶解状态，就会形成结石。也有部分患者可能是因为手术后影响到胆汁的流动,致使胆汁流动缓慢,也易于形成胆结石。

以前有吹得"很神"的用熊胆或其他胆汁制品治疗肝胆疾病的报道,其实就是外来胆汁中的胆盐成分在人回盲部被小肠吸收后发挥的作用,这些有效成分现在都可以直接合成,并且效果很好。那些直接取熊胆汁做药绝对是愚昧的表现,属于既不人道、又犯法的行为,所以要坚决摒弃这种所谓的"神药"。

因为胆囊位于右上腹,大家一般会认为胆囊的疼痛是在这个部位。其实只有急性胆囊炎发作,疼痛才会出现在右上腹胆囊的位置。一般情况下,胆囊痛多在中上腹,进食油腻食物后加重,可向后背部,特别是右侧肩部或肩胛部放射,同时可伴有恶心和打嗝。经常会有患者将此种疼痛当成胃病进行治疗,做了多次的胃镜,吃了许多胃药不见效果,最后才发现是胆囊结石在作祟。

36. 肝功能异常——炎症性肠病的并发症之八

胃肠道的血液是通过门静脉回流到肝脏的,通过肝脏清洁过滤后,血液再流到身体的其他部位。肝脏除了帮助消化、吸收营养外,同时也是解毒的地方。所以可以想象,在有炎症性肠病时,有毒、有害物质会通过受损伤的肠道黏膜进入血液,再流入到肝脏,肝功能就会出现损害。

通过实验室检查发现,炎症性肠病的患者常会出现肝功能指标异常,但这要考虑到是肠道内的炎症导致,而并不是肝脏本身出现了问题。通过对患者的肝脏活检可以发现,半数以上的炎症性肠病患者肝脏存在异常,除了轻度的肝脏炎症,还表现为

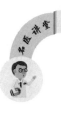

肝脏被脂肪浸润，出现脂肪肝，这可能既是慢性炎症的结果，也有可能是一定程度的营养不良导致。但庆幸的是这些病变一般不会发展成肝硬化。

37. 原发性硬化性胆管炎——炎症性肠病的并发症之九

在炎症性肠病中，原发性硬化性胆管炎更常见于溃疡性结肠炎患者。至少在 70% 的原发性硬化性胆管炎患者中会发现有溃疡性结肠炎。

原发性硬化性胆管炎使得胆汁在胆道内流动缓慢，导致患者出现黄疸、瘙痒、白陶土样大便和小便发黄。出现黄疸的患者可以在内镜下使用球囊扩张胆总管或放入支架的方法以保持胆管通畅。原发性硬化性胆管炎还可能会导致肝硬化，这是很严重的并发症，最终治疗可能需要通过肝移植才能解决。

胆道磁共振可以诊断出原发性硬化性胆管炎，但需要使用内镜逆行胰胆管造影（ERCP）来检查确诊，同时进行扩张狭窄或放入支架等治疗。口服含胆盐的药物如熊去氧胆酸，短时间内能改善症状，但控制炎症性肠病更为重要。有临床研究发现仅使用 5 - 氨基水杨酸（5 - ASA）类药物就能改善肠道症状，同时也有助于对原发性硬化性胆管炎的治疗。但部分原发性硬化性胆管炎病情发展很快，可能与不同病例的具体病因有关。也有报道指出，即使溃疡性结肠炎患者行全大肠切除术后，原发性硬化性胆管炎还是会继续进展。

原发性硬化性胆管炎发展成胆管癌的风险很高，同时这类患者因为溃疡性结肠炎从而导致患结肠癌的风险也要比一般的

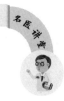

溃疡性结肠炎患者高很多。

38. 血栓——炎症性肠病的并发症之十

　　炎症性肠病活动期常会出现凝血功能异常，导致形成腿部和盆腔深静脉血栓的风险明显增加。如果血栓脱落，会顺着血流到达肺部，堵塞血管，引起严重的并发症——肺动脉栓塞，从而导致死亡。肠道和脑部的动脉血管也可以发生血栓，从而导致肠梗死、脑梗死等。在炎症性肠病患者中发生血栓栓塞的比例要比正常人高 7 倍。需要特别提醒的是，一旦血栓形成并脱落，引起的并发症往往会即刻致命或致残，这是炎症性肠病患者最为凶险的并发症。

　　对于炎症性肠病患者发生血栓的风险一般不需要特殊治疗，主要是控制炎症和适当运动。每天保持适当的运动和积极的心态很重要，这能有效抑制血栓形成。但患者入院后常常会因为活动减少而增加形成血栓的风险，这就需要通过皮下注射低分子肝素等抗凝药物进行预防。如果患者已经形成深静脉血栓，就需要先治疗血栓，包括使用肝素、华法林或尿激酶等抗凝、溶栓药物。这些治疗方法一般都比较安全，即使肠道有溃疡也不会导致严重的出血。

39. 关节炎——炎症性肠病的并发症之十一

　　炎症性肠病的患者有发生关节病变的风险，有报道认为 10%～20% 的患者存在关节炎，并将关节炎简单分为两类，影响到 5 个关节以下的为Ⅰ型，超过 5 个关节的为Ⅱ型，但该分型对

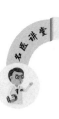
诊断和治疗意义不大。关节炎独立于炎症性肠病而发生，并且可以长期出现症状。炎症性肠病患者关节炎主要发生在中小关节，如踝关节、腕关节、肘关节和膝关节。临床上常用柳氮磺吡啶治疗炎症性肠病相关的关节炎，能同时有效缓解关节炎和肠道的炎症。特别需要提醒的是非甾体抗炎药（NSAIDs）能用于缓解关节的炎症和疼痛，但同时也会引起炎症性肠病患者胃肠道不适，以及加重炎症性肠病的肠道病变，所以不建议使用。图7中所示药物均是 NSAIDs，尽量不要使用。使用控制胃肠道炎症的药物常能有效地缓解关节炎症状。

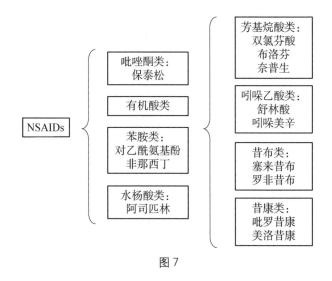

图 7

---

40. **强直性脊椎炎——炎症性肠病的并发症之十二**

强直性脊柱炎病因不明，可能是由于风湿性疾病影响到了脊柱,特别是骶髂关节所致。本病一般先由骶髂关节起逐渐沿脊柱向上延伸,波及椎间关节滑膜、关节囊、脊柱周围的韧带等软组织,使之发生钙化和骨化。溃疡性结肠炎患者并发这种炎症的概率要比正常人高出 30 倍。但强直性脊椎炎总体的发病率并不高。

由于炎症的作用,脊椎两侧骨质增生交织在一起,导致脊柱僵硬无法活动,进而发展成为"竹节样"脊柱。90％的强直性脊椎炎患者会存在 $HLA-B27$ 基因,但有该基因的人并不一定会患强直性脊椎炎。然而,炎症性肠病会明显增加患强直性脊椎炎的风险。

强直性脊椎炎具有进展性的特点,一开始是腰背部疼痛,然后慢慢延伸,出现颈部、肩部和大腿部的僵硬、疼痛,也有患者表现为像坐骨神经痛一样从背部放射到大腿。同时其他部位的关节特别是股关节、膝关节和踝关节也可能受到影响。

通过脊柱 X 线片能很清楚地看到病变而诊断出强直性脊椎炎,但它会进展且没有办法治愈,目前常用柳氮磺吡啶进行治疗,一般的止痛药,以及局部热疗、理疗等也可以缓解症状,达到减轻疼痛和控制炎症的作用,帮助患者提高生活质量。此外,患者保持合适的体位也很重要,要保持背部挺直状态,避免弯腰工作或固定一个姿势坐过长时间。使用紧身衣或固定支架则会加重症状,可能是其可导致背部肌肉萎缩的缘故。使用保持脊柱平直的床能使患者感觉舒服。有时手术能改善骨关节的损害,但很少能用于有效治疗颈部和背部脊柱的变形。

41. **骨质疏松——炎症性肠病的并发症之十三**

炎症性肠病患者常会出现骨头变细等症状。有证据表明,

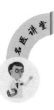
骨质的丢失与炎症性肠病的活动有关,这也有可能与活动期皮质类固醇类药物的使用有关。这种情况在克罗恩病患者中更为严重。约50％的炎症性肠病患者会出现轻度骨质疏松,而至少有10％的患者会出现重度骨质疏松。

患者及家属要重视骨质疏松这一并发症,因为这会使得患者很容易发生骨折。现在有药物可预防和治疗骨质疏松症。患者在开始使用皮质类固醇时,可同时加用钙剂和维生素D。目前有许多钙片和含维生素D_3的药物可以使用。严重的病例可以加用辅助药物,如双膦酸盐等,这类药物能加速钙的吸收和骨质的合成。这些药物和维生素的使用能有效减缓骨质疏松的发展,维持骨密度在正常范围。

42. 肾脏结石和肾脏病变——炎症性肠病的并发症之十四

炎症性肠病患者常会出现肾结石,结石中主要含有草酸钙和尿酸钙。主要是因为大肠中草酸盐重吸收增加,特别是对小肠切除较多的患者更是如此。草酸再分泌到尿中则可能形成结石。相对草酸钙结石而言,尿酸结石则比较少。由于小肠被切除到了一定程度,饮用的水分会通过肠道大量丢失,而并没有被吸收后通过肾脏排出,所以大量喝水并不能解决肾脏结石的问题,而需要通过静脉补充葡萄糖、电解质如氯化钠、碳酸氢钠等。肾结石会堵塞尿路,引起肾盂积水,结石沿着输尿管排下来时会引起肾绞痛。另外,有少部分患者使用5-ASA治疗后可引起肾功能损伤,所以这些患者需要定期检查肾功能。

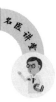

43. 眼部病变——炎症性肠病的并发症之十五

炎症性肠病患者会出现眼部的炎症,特别是存在关节炎、肠道病变处于活动期以及病变在结肠的患者更容易出现眼部病变。

眼部最常见的病变是巩膜表层炎,此时患者眼部会出现烧灼感和痒感,并流眼泪。眼部检查时可发现巩膜像结膜炎一样稍发红,有时炎症严重时会出现视力下降和巩膜上有小的溃疡。根据需要可使用激素类滴眼液,但这种炎症与肠道炎症性病变有关,所以控制肠道病变才是治疗的关键。

更严重的眼部病变是虹膜炎或葡萄膜炎,患者会出现伴剧烈疼痛的炎症导致的红眼症,并影响视力,需要马上治疗,不然可能会导致眼睛的永久性损害。一般使用激素眼药水配合扩瞳眼药水联合治疗。如果疼痛剧烈,可以适当使用一些止痛药,但最重要的还是对胃肠道病变的有效治疗。

44. 皮肤病变——炎症性肠病的并发症之十六

炎症性肠病患者,特别是年轻女性患者,面部会出现红点,也叫红斑痤疮,用含激素的面霜治疗有效,有时需要用一些抗生素。另有一种结节红斑是克罗恩病活动期的典型表现,为一种暗红色的伴有疼痛的病损,常出现在相对年轻患者的腿部,特别是胫前。据报道,15%的克罗恩病和2‰的溃疡性结肠炎患者可能有这种表现,这说明肠道内病变比较严重,肠道炎症控制后症状就会消退,没有必要对皮肤病变进行特殊处理。

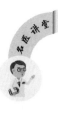

坏疽性脓皮病是比较少见的皮肤病变,见于病程很长的炎症性肠病患者,在肠道发生炎症时出现。对肠道病变的治疗能有效控制坏疽性脓皮病,但要增大治疗剂量。皮肤病变处可注射激素类药物,或用含激素的油膏外敷在病损处。

还有比较罕见的皮肤病变,如在上肢、面部和颈部皮肤上会出现较软的紫红色结节,使用皮质类固醇药物治疗多有效。

45. 肺部病变——炎症性肠病的并发症之十七

溃疡性结肠炎比克罗恩病更容易出现复杂的肺部呼吸问题。患者可能出现呼吸道扩张和慢性感染,即支气管扩张。这种病变比较缓慢,使用抗生素或皮质类固醇治疗有效。而克罗恩病更容易出现小气道的堵塞和肉芽肿性炎症,称为毛细支气管炎,进展一般比较缓慢,采用支气管炎常规治疗效果良好。

46. 耳部病变——炎症性肠病的并发症之十八

溃疡性结肠炎和克罗恩病患者可出现耳聋的症状。有研究发现,通过精密的听力测定,50岁以下的炎症性肠病患者中有10%的患者存在轻度听力损伤。如果患者出现耳聋症状,就需要抓紧治疗,以免引起永久性的听力损害。

总之,炎症性肠病主要是肠道病变,同时可引起远处器官的损害,此时需要引起重视,并需要一些特殊的治疗,但最主要是对原发胃肠道炎症的治疗。只有控制好炎症性肠病,才能有效控制肠内外并发症,并可防止其他新的并发症的发生。

第二章
炎症性肠病的治疗

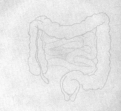

47. 克罗恩病应该如何进行治疗

　　克罗恩病是一种慢性疾病,尽管不致命,但如果控制不好,会严重影响患者的生活质量,同时可能也会影响到整个家庭。但只要找到最适合患者的治疗方案,患者的病情就完全可以获得缓解,就能完成生活中的各种目标,人生也可以很成功很圆满。就像美国五星上将艾森豪威尔,在完成克罗恩病手术后6个月,成功竞选为美国第34任总统。

　　患者最先要明白在专业医生的帮助下,克罗恩病是完全可以治疗和控制的。长期以来,消化内科医生通常是通过使用免疫抑制疗法来治疗克罗恩病的,专业上常会有"升阶梯"和"降阶梯"治疗,简单地说就是从传统老药(如5-氨基水杨酸类和激素)到新药(如生物制剂),还是直接用新药(自费)到老药(医保)。对许多患者来说,这些都是行之有效的治疗方案。现在也有许多改变肠道菌群的治疗方法,但目前疗效并不确切。

　　达尔文常在医生的建议下到水疗疗养院洗冷水澡,带来了一些短暂的疗效。当然这需要不怕冷的意志力,现在也不提倡

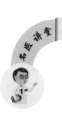

克罗恩病患者先去洗个冷水澡,再把冷水床单裹在身上。目前研究人员猜测原因可能为寒冷能提升人体肾上腺皮质分泌的激素水平,进一步抑制免疫系统及炎症反应,暂时地改善了克罗恩病的症状。当然,也可能是通过冷水澡,达尔文才撰写出了传世名著《物种起源》。

但激素和免疫抑制药物会带来一系列的不良反应,有时会很严重,对机体免疫系统的抑制会很危险,可能会引起重度感染,以及诱发结核病等。此外,免疫抑制药物对部分克罗恩病患者治疗无效或效果不明显。有报道糖皮质激素治疗本病的效果仅为60%~70%。而目前认为50%的克罗恩病患者最终需要进行手术干预,这部分患者中绝大部分是用过激素治疗的,这样的患者术后并发症发生率会大大增加。

当然,也有人提出能否在发病早期就通过手术把病变部位肠管"一切了之",这在外科技术上来说一点也不难,但长期的治疗经验告诉我们这也是不可行的,因为这并不能治愈克罗恩病,这样处理后的患者90%以上还会复发。当然,通过全结肠切除和末端回肠造口手术的患者,可能是去除了生理上的狭窄部位,或改变了肠道菌群,复发的概率会明显降低,有报道认为经此手术后的复发率可以降低到15%。基于此,有些患者在明确诊断后就提出做造口手术,但这也并不能绝对地排除小肠复发。而当克罗恩病出现并发症时,尽早手术就是正确的选择,手术后通过使用内科药物继续治疗,症状通常能得到很好的缓解。但事实上,有许多患者和医生都尽量避免手术,认为手术是迫不得已的最终选择。其实,这会最终引起患者的很多并发症,并大大增加医疗费用。最新的研究表明(2020年10月期《柳叶刀胃肠肝胆杂志》),腹腔镜微创手术切除与使用生物制剂相比较,5年的临床研究结果进一步支持腹腔镜手术是合理的选择。通过腹腔镜微创手术治疗病变局限在回盲部,对于狭窄性和常规药物治疗失败的非狭窄型克罗恩病患者,能使患者明显获益。

另外,要素饮食对克罗恩病患者的治疗也有不错的效果,有80％～90％活动期患者坚持使用肠内要素饮食2～3周后,病情会有所缓解,所以克罗恩病治疗中饮食控制和调整尤为重要。而要调节并改变肠道菌群的最有效方法是饮食的改变和抗生素的使用,这一部分内容将在后面章节进行详细解说。

总之,临床上克罗恩病的常用治疗方法主要有:①营养与饮食治疗;②氨基水杨酸类、免疫抑制类药物和生物制剂的使用;③抗生素的使用;④外科手术治疗。

目前,国际上对克罗恩病的最新治疗目标是:改变自然疾病进程,预防并发症和改善生活质量。这与我们腹部外科疑难诊治中心治疗克罗恩病的理念"提高生活质量,减少经济负担"是相一致的。

48. 对克罗恩病应如何进行营养与饮食治疗

目前认为,饮食最能有效地调节肠道菌群,肠道内一些细菌的代谢产物会诱发机体产生免疫攻击,而饮食中的一些残渣为这些细菌提供了养分,如果没有这些养分,细菌的活性就会受到抑制,克罗恩病也就可能得到控制。所以克罗恩病患者可以通过建立起自己耐受的安全食谱,抑制助长克罗恩病的有害细菌的繁殖,在有效控制克罗恩病数年后,再慢慢恢复到普通人的饮食。

调整饮食对大部分患者是有效的,但问题是不同患者的饮

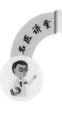

食习惯不同,开始饮食调整治疗前,没有人知道哪种食物会适合自己,而哪种不适合。克罗恩病患者中有的不适合食用小麦,也有不适合进食大米、鸡蛋、玉米、牛奶、花生、巧克力的,五花八门,各种类型食物都有。

虽然医生知道一些最有可能引起病变的食物,但由于个体化的差异太大,所以需要较长的时间和耐心去检查出不同患者激发克罗恩病的食物,一般至少需要三个月的时间。在这个过程中需要患者细致、耐心地去感受某种食物的反应,并且忍受住这些单调的食物,能够经得起各种美食的诱惑。如果患者食用筛选的饮食时并不觉得不适,感觉良好,并且症状改善,那这些食物就没有问题。如出现不适,那就应该立刻更换食谱。只要能找到适合自己的食谱,病症的改善就会很明显。

饮食治疗的另外一个优点是患者能自主地控制食物,用于维持克罗恩病的缓解。但在外出聚会,参加酒会或婚礼时,"自控力"很重要,需要时刻提醒自己"正确饮食"才能确保健康。最后,饮食治疗没有不良反应,不会出现并发症。如果使用激素和生物制剂如英夫利昔单抗等无效,仍然可以选用"正确饮食"进行疾病控制。

49. 什么是要素饮食

要素饮食最早是美国国家航空航天局开发的太空食物,用以提供给宇航员食用。通过预消化蛋白质成为氨基酸,淀粉类成为糖,再加上简单的脂肪酸、维生素和微量元素组合成营养全面的液体营养品,故称为要素饮食。这种饮食不但营养丰富,还不会形成大便。最初的这种营养品口味很差,有股"酸臭味",可能很少有人能耐受,闻了就让人有一种要呕吐的感觉。现在增加调味品后,口味有所改善,大部分患者都可以接受口服,或者有患者也可以自己留置鼻胃管进行鼻饲。要素饮食能极大地改善克罗恩病的症状。只要能改善克罗恩病的症状,相信对患者来说会有很大的动力。

克罗恩病患者常常表现为营养不良和体重减轻,可以通过静脉补充营养。静脉补充营养也就是常说的肠外营养治疗,对于改善患者的营养不良见效快,并且能改善患者腹泻和腹痛的症状。有许多患者手术前存在严重的营养不良,就需要静脉滴注肠外营养,营养改善后再进行手术。但是,肠外营养有潜在风险,如输注营养的导管可能会引起细菌和真菌的感染,以及诱发出肝功能异常。后来,有研究发现使用要素饮食缓解克罗恩病症状的作用与肠外营养的效果相当,所以现在肠内营养的使用日益广泛。

50. 要素饮食治疗的机制是什么

要素饮食能有效控制克罗恩病的机制目前尚存在一些争论。最初认为要素饮食能让胃肠道得到充分休息,改善机体营养,以及有效剔除了过敏原,所以具有治疗作用,但这只是解释了部分作用。目前也有人认为,要素饮食在小肠上端,也就是在空肠部分被完全吸收,使肠道病原菌很少能获得异常生长所需要的营养。因为研究发现,通过一周左右的肠内要素饮食营养治疗,能使肠道菌群减少50%,并且活性也明显降低,缓解免疫系统对细菌的过度反应,患者症状也就获得了很好的改善。

但患者症状改善后,停止要素饮食,症状可能又很快出现

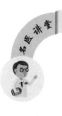
了。所以,需要慢慢恢复饮食,同时找出激发病症的食物加以避免。但这并不容易实现,就算明知道有一些特殊的食物会引起克罗恩病复发,但实际上却很难找到,因为每位患者的病原食物并不相同,有的患者可能只有一种食物会引起症状,而有的患者却有数种食物会引起不适。所以,除自己探究外,医院专业医生或营养师进行指导也必不可少。

那么,如何在要素饮食使病情缓解后,引入不同食物呢? 其中排除法很重要。首先,避免进食可能会引起克罗恩病患者症状的食物,这在许多科普 IBD 饮食的文献中都能找到。这儿需要告诉大家的是,高脂肪和高纤维素的食物会导致患者不适,在最开始时就需要限制食用。然后在要素饮食基础上,一种食物接一种食物地缓慢添加,去除会引起不舒服的食物种类,最终转换成适合自己的常规饮食。一般来说,只要患者能坚持并找出引起不适的食物并加以避免,就有希望使病情很好地保持在缓解状态。有统计显示约 60％的患者通过这种方法,在没有使用其他药物的情况下,就能达到 2 年的缓解期。如果患者经过 5 年的饮食调整仍然不发作,基本就能正常饮食,并正常地生活和工作,女性也可以正常怀孕。

51. 如何应用要素饮食

在医院饮食治疗的过程中,会有医生或专门的营养师告诉患者如何服用要素饮食,以及每日的需要量,以维持机体的健康需要。为了治疗成功,患者除了水,不再进食其他的食物和饮料。使用的要素饮食尽量是低脂的营养品。全部能量中,脂肪提供的能量最好少于 15％。要素饮食的食用是一个缓慢添加

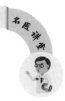

的过程,需要几天的时间以增加到医生要求的量。还要少量多次地服用,不是一定要在进餐时食用。在冷冻或半溶解状态下食用口味会更好些,一开始患者适应要素饮食的口味会有些困难,但一段时间后会习惯。如果实在无法忍受要素饮食的味道,或每天无法完成医生要求的要素饮食量,可以选择使用鼻胃管或鼻肠管,通过缓慢滴注的方法使用完一天所需要的营养液。

有些患者开始要素饮食时会出现恶心的感觉,可以使用吸管或用水稀释后食用,但也不能稀释过度,因为每天要进食这么多液体也是很困难的。要素饮食后患者会发现大便发绿,呼气有怪味道,不用担心。这表明要素饮食有效,并且在改变肠道菌群。可以通过勤刷牙来改善口臭,到正常进食后就会改善。

严格根据医生要求食用要素饮食,因为这是一种控制炎症的治疗方法,一般 7 天后克罗恩病的一些症状就会有所改善。第一个周期可以使用2～3周的要素饮食,当然如果症状没有得到有效控制,使用时间就要长一些。如果克罗恩病在活动期就不能进入下一步的治疗。也有些患者在手术后,或使用药物后,症状能得到很好的控制,就不必使用要素饮食,而只需食用低脂、低纤维素的食物。如果再过两周后,症状控制得很好,那就可以进行下一步的饮食了。

在医院时,如果医生建议饮食治疗,医生会下达医嘱,规定使用的要素饮食的量。医生会在要素饮食前或开始后,逐步减少激素药物的使用量。注意不能擅自改用激素,一定要在医生指导下更改。因为使用激素后,机体适应了外界的提供,机体自身就会不产生激素。如果突然停药,机体无法马上转换生产出足量的激素,激素缺乏会导致生命危险。其他药物建议还是最好继续服用,直到使用饮食治疗后症状得到控制缓解,然后再缓

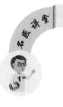

慢减少药物的使用量。使用要素饮食后马上减少其他药物的使用也是不可取的。

52. 什么是无麸质饮食，与炎症性肠病的关系是怎样的

麸质也叫谷蛋白，通常存在于一些谷物，特别是小麦、黑麦、大麦和燕麦中。无麸质饮食主要用于治疗乳糜泻与麸质过敏患者，但也被当作减肥健身食品食用，并曾经一度流行。当然也有人认为能缓解炎症性肠病，但有些研究认为，无麸质饮食会导致人体出现心理健康的问题。所以炎症性肠病患者如果没有麸质过敏，要慎重选择这种饮食，目前对于炎症性肠病使用无麸质饮食还没有定论，只是建议这类患者可以通过避免进食含麸质食物以改善其胃肠道症状。医生还没有找到推荐使用无麸质食物的科学依据。当然，如果患者同时患有乳糜泻就需要终身使用无麸质饮食。

53. 什么是无乳糖饮食？ 与炎症性肠病的关系是怎样的

乳糖是人类和哺乳动物乳汁中特有的碳水化合物，当乳糖不能被有效消化时，它会被肠道微生物群发酵，导致肠道症状。乳糖摄入和IBD之间的联系还不是很明确。但有研究结果显示，IBD患者的乳糖敏感性比例很高（约70%），因此，患者在缓解期和活动期都应该避免含乳糖饮食。

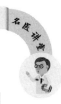

54. 炎症性肠病患者为什么要避免食用乳制品

乳制品（牛奶、酸奶、奶酪）是特别有营养的食物，它们含有丰富的营养，如糖类、脂肪、蛋白质、必需的维生素以及一些微量元素。对于炎症性肠病来说，乳制品是一个需要避免食用的食物。因为除了乳制品富含的乳糖会导致一些乳糖不耐受患者出现腹泻、腹胀等症状外，摄入牛奶中高饱和脂肪酸的食物也会导致肠道微生态失调，也就是肠道内的细菌发生改变，诱导出一些细菌引发肠道炎症。大量研究表明，西方饮食中包括从牛奶和乳制品中提取的大量脂肪，可能是 IBD 发病率增加的驱动因素。一部分 IBD 患者的亲身经历也告诉我们乳制品会加重症状，而避免食用乳制品可以改善症状。但避免乳制品可能会使 IBD 患者出现钙和维生素 D 的缺乏，出现骨质疏松和营养不良的风险，但可以通过食用其他食物加以补充。

55. 什么是地中海饮食？ 地中海饮食和炎症性肠病的关系是怎样的

20 世纪 60 年代，学术界提出了"地中海饮食"的概念，这是根据地中海沿岸的 7 个国家流行病学研究结果，发现这些国家居民的心血管疾病和癌症的发病率和病死率要比其他国家低。其原因与他们的饮食习惯有关。后来又发现这种地中海饮食能减少许多慢性病的发生和发展，长期使用这类饮食可能减少心血管疾病、脑卒中、肥胖、糖尿病、高血压、癌症、过敏性疾病，以及帕金森病和阿尔茨海默病等的发生。这些国家居民的传统饮

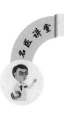
食主要是蔬菜、水果、豆类、谷物、鱼和适量的红酒。饮食的特点是大量食用水果、蔬菜、谷物、豆类以及橄榄油、坚果（含不饱和脂肪酸），中等量地食用乳制品和鱼，适量饮用红酒，尽量少食用瘦肉、含饱和脂肪酸的食物和甜食等。

地中海饮食富含抗氧化维生素（维生素 C、维生素 E、β-胡萝卜素）、微量元素、天然叶酸和植物化学物质（黄酮类化合物），似乎在减少炎症方面也有重要作用。另外，富含纤维的地中海饮食能促进机体肠道有益微生物的增加，特别是能大量降解纤维的细菌，减少炎症因子的产生，并促使微生物群向正常方向发展。在 IBD 患者中，坚持地中海饮食能使肝脏脂肪变性减少，肠道炎症改善和疾病活动指标降低，能减少溃疡性结肠炎患者手术后储袋炎的发生。故现在认为地中海饮食能改善肠道炎症，同时是预防炎症性肠病的一种较好的饮食方法。

56. 在低脂、低纤维素饮食基础上，应该如何引入其他食物

症状缓解后患者会感觉良好，并且很想吃东西。但如果马上恢复到平时的正常饮食，极有可能前功尽弃，病情再次发作。为了让患者维持在缓解状态，就需要找出哪些食物是安全的，哪些食物会诱发克罗恩病。这就需要逐个检查哪些食品会引起不适症状。

脂肪和高纤维素食物常会使克罗恩病患者感到不适，要素饮食是不含纤维素和仅含少量脂肪的。为让患者逐步提高耐受，所以一开始使用低脂和低纤维素饮食是明智的选择。患者必须要明白，目前不存在适用于所有克罗恩病患者的饮食方案，

患者饮食必须是个体化的。如需要做到：

（1）少食，多餐。

（2）避免诱发或过敏的食物（如海鲜、加工过的食品、辛辣食物、火锅等）。

（3）限制有不可溶性纤维素的食物（如种子、坚果、绿叶蔬菜和笋等）。

（4）减少摄入油腻或油炸食物。

（5）避免冰饮料、含咖啡因饮料。

（6）建议在快乐的氛围中进食。

表1是我院腹部外科疑难诊治中心推荐和需要避免的食物（个体化要求会有所差异）。

表1　推荐和避免食物表

食物组别	推荐食物	避免食物
谷物	大米饭，面条，含不可溶性纤维素少的谷物	各种种子类和坚果类谷物
蛋白质	脂肪含量低的蛋白质（如纯瘦猪肉、淡水鱼类、鸡肉、鸡蛋和豆腐等）	高脂、油炸或加工过的肉类；奶制品
蔬菜	易于消化的，煮熟、泥状并去皮的蔬菜（土豆、芋艿、冬瓜、西葫芦等）最好将蔬菜烧成高汤或搅拌机打成泥。	含高纤维素、外皮硬的蔬菜（芹菜、笋、韭菜、茭白、菠菜、辣椒等）
水果	易于消化和含不可溶性纤维素少的水果（如苹果泥、西瓜、猕猴桃、香蕉等）煮熟、泥状的水果	高纤维和易于形成结石的水果（如橘子、各类干果和柿子等）

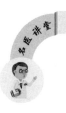

57. 如何记录饮食日记？ 如何检测不耐受食物

1) 如何写饮食日记

书写饮食日记,患者要把自己每天吃的食物完整地纪录下来,并列出不适症状,这样才能便于找出不能耐受的食物。通过笔记本在对称两页记录,一边是时间和进食的所有食物,另一边是时间和胃肠道症状。随时与随访医生交流饮食日记所记录的内容。如果症状稳定,无不适两周后,可以考虑引入其他食物。但一定要得到主治医生的同意,有时可能还需要基础饮食1～2周。

2) 其他食物的引入

至少两周前就开始记录饮食日记,明确自己腹部出现症状的时间和表现,以及和饮食的关系,有利于以后进食不同食物后对出现症状的判断。

在两周基本食物正常的基础上,开始加入其他食物,每种食物至少试吃4天(面食类食物至少7天),试吃的食物每天在两餐之间使用。如果进食后没有不良反应,就可以放入基本饮食套餐,并加到正常量。如果对食物出现反应,就停止试吃,至少4天,因为这有可能导致克罗恩病的复发,同时与随访医生联系,暂缓食物引入检测,等到全部恢复后再开始。

如果反应很剧烈,就要回到要素饮食,直到患者的症状得到有效缓解。如果正常后需要再次检测食物的反应时,前面已经检测没有问题的食物就没有必要再试吃。

含高纤维素的食物包括竹笋、芹菜、韭菜、绿叶菜菜秆、大麦、小麦、荞麦、燕麦、香蕉、豌豆、坚果、甜玉米等。第一天试吃少量，在剩下的 3 天内逐渐增加食用量。如果腹部不舒服，或出现肠胀气，就需要减少进食量。通过这样反复试吃高纤维素食品，有利于检测出腹部症状是由患者机体不耐受引起，还是进食纤维素过多引起。这也有利于评估出进食所需合适的纤维素量。同样，高脂肪食物，如肥肉、巧克力、奶酪、黄油等，也要从少量开始，然后逐渐增加，看看是否有腹部不适症状。但最好还是先少量进食。

还有其他食物也可以根据需要逐步加入，包括：蛋、酸奶、水果（如苹果、梨、桔子、西红柿等）、牛肉、羊肉、茶、咖啡等。患者可以自行列表后进行尝试引入食谱，同时排除不耐受食物。在试吃过程中，要记录好每一种有反应食物的不适症状，因为有时不适反应并不是从腹痛和腹泻开始。在此过程中患者要到医院随访，检查是否存在营养不良，或者是否有某种营养素缺乏。医生会根据患者的情况，决定是否需要增加何种的营养素，包括各种的微量元素和维生素等。

3) 其他注意点

需要注意的是所有的水果和蔬菜必须清洗干净。患者调味品可以使用盐、家用普通酱油、糖，可以喝一些清淡绿茶、菊花茶，但不要使用辛辣刺激的调味品。另外，尽量避免食用加工过的食物，因为这类食品吃得越多，添加剂进入体内就越多。虽然，关于添加剂对克罗恩病作用的不良报道不多，但还是需要避免。在测试食物的过程中，一定要避免海鲜、腌制品，以及禁止生食。

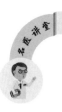

58. 要素饮食无法改成基础饮食的原因是什么？应该如何处理

有的克罗恩病患者通过要素饮食后症状缓解，但一旦改成低脂、低纤维素基本饮食后就会复发。这可能与肠道内没有被发现的小的狭窄有关。这类患者进食流质食物没有问题，但改成固体食物后就会导致不舒服。也有可能是患者不能耐受基本低脂、低纤维素饮食的一些成分。如果通过进一步检查，排除了肠道狭窄，患者的饮食引入就需要用其他的方法重新测试。这就不同于前面的以低脂、低纤维素饮食为基础的添加食物方式，而是要假设所有的食物都不安全，所有的食物都需要检测。这就需要花费更多的时间，患者要更有耐心地使用要素饮食，测试各种添加的食物，进而维持身体的营养平衡。不能仅仅想着如何尽快添加食物，而缩短检测和观察食物反应的时间，特别是检测谷物的时间，如大麦检测和观察时间最好要一周。记录好饮食日记，并随时与医生沟通，缓慢减少要素饮食的使用。如果对某食物有不良反应，就需要立即停止食用，同时进一步的检测也需要停止，要使用要素饮食直到病情得到缓解。

59. 如何维持饮食

患者要时刻牢记自己筛选出来的食物是治疗克罗恩病的一部分，如果不想让这危险而又顽固的疾病复发，就要遵守和维持这种饮食方案和习惯。克罗恩病得到缓解后，也绝不能认为可以进食任何食物。有患者吃了不耐受食物1～2次后并没有发生异常不适,就放松警惕,但如果继续食用,可能几天后克罗恩病就复发了。

有时因为外出或旅游,以及朋友聚餐,不可避免地进食了一些不耐受食物。如果是这样,那接下来几天就要密切观察,并控制饮食,或加几天要素饮食,尽量降低不耐受食物引起的胃肠道不适反应,避免复发。当症状缓解后才能再恢复到原先的饮食。

60. 克罗恩病如何使用免疫抑制剂和生物制剂进行治疗

如果患者通过控制饮食无法达到治疗克罗恩病的效果,那就需要使用免疫抑制药物或生物制剂药物。最常见和常用的免疫抑制剂是糖皮质激素,简称"激素"。据报道,激素治疗的缓解率是60%～70%,所以最好能在使用激素的同时,加用饮食控制和营养治疗。但是,免疫抑制药物和生物制剂的使用会导致其他一些病变,特别是感染。大量使用激素后还会出现四肢变细,脸部变圆,特征性地出现"满月脸""水牛背"。通过免疫抑制治疗后,克罗恩病患者腹腔内可能会有发生脓肿的风险。其他不良反应包括出现骨质疏松或不同类型肿瘤的风险。

此外,使用激素还会导致术后并发症的发生,如吻合口漏、切口感染等,所以外科医生常会要求患者停用几周激素后再行手术,或一定要求患者做造口手术。但切记,使用激素要慎重,一定要在专业医生的指导下使用,待病情缓解后,再加用其他药物,如硫唑嘌呤、甲氨蝶呤等,同时慢慢减少激素的使用量。许多患者通过这些治疗措施也取得了很好的效果。

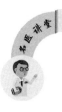
61. 克罗恩病活动期的常用治疗药物有哪些

1）布地奈德

布地奈德原先是用于治疗哮喘的一种糖皮质激素药物。它与氢化可的松相比有很大的优点，就是布地奈德口服后，90％会在肝脏中被破坏，只有很少的一部分会进入循环系统，这也就是说会产生较少的不良反应。同时药物的抗炎效果是集中在吸收药物的肠段，也就是说如果药物在小肠吸收，那对于吸收的小肠就会有治疗效果，但药物不会通过肝脏输送到口腔或直肠，而达到治疗这些部位的克罗恩病。因此布地奈德胶囊是适用于治疗回肠和升结肠的克罗恩病，60％～70％的活性药物会在这个部位的肠道释放，其他小部分会达到更远的结肠。布地奈德治疗的优点是不良反应比较小，但它的治疗效果也要比氢化可的松小。

布地奈德治疗回肠-盲肠型克罗恩病的常用剂量是 3 mg，每日 3 次口服。其对于治疗急性轻中度的克罗恩病有效，但对于长期维持治疗效果不确切。常规疗程是 8 周，然后缓慢减量到停药。

虽然布地奈德的不良反应要比其他激素少，但对于结核病、高血压、糖尿病、骨质疏松、麻疹、青光眼、白内障或者水痘患者来说，尤其需要谨慎使用。此外，布地奈德对儿童克罗恩病治疗效果不明确，是否会通过母乳对婴儿造成不良影响也不明确，故对上述人群不建议使用。

2）英夫利昔单抗

目前国内最早和最常用的生物制剂是英夫利昔单抗，它是一种细胞因子抑制剂，能抑制一种叫作肿瘤坏死因子-α的强大炎症性因子,这是一种白细胞在感染和发生炎症反应时释放的细胞因子,会引起组织损伤和溃疡。英夫利昔单抗是一种单克隆抗体,它能精准连接和中和肿瘤坏死因子-α,靶向地精确阻断炎症和组织损伤的反应链。目前主要用于治疗中重度的活动期克罗恩病。

英夫利昔单抗对于治疗肛瘘具有较好的效果。有些其他药物治疗无效的肛瘘,或手术治疗比较困难,可以使用英夫利昔单抗进行治疗,有少部分患者会得到好转或痊愈。

克罗恩病患者的症状一般在使用英夫利昔单抗治疗2～4周后获得改善,大约有三分之一的患者在静脉注射三个疗程后获得完全缓解。英夫利昔单抗治疗诱导缓解后,可以继续用免疫抑制药物,如硫唑嘌呤或甲氨蝶呤维持治疗,延长缓解期。当然也有患者为了达到更好的治疗效果,而长期持续地使用英夫利昔单抗。

英夫利昔单抗具有很强的作用,同时也会引起一些严重的并发症,如合并有肝肾功能异常或心力衰竭的患者不能使用。肿瘤坏死因子-α是机体抵抗力的一部分,所以使用英夫利昔单抗会增加患者感染的风险。因此,英夫利昔单抗的使用也会导致腹腔脓肿,以及其他部位的感染,包括脑部感染,或加重肛周脓肿。另外,潜在的结核感染灶也可能会被激活,所以在用药前要检测是否存在结核病。一般是要做胸部X线检查和T-spot检测,T-spot是检测血中针对结核分枝杆菌的循环淋巴细胞。另外,因为英夫利昔单抗分离自异种蛋白,所以有可能引起过敏反应。如果发生过敏反应就要立即停药并做相应的处理。英夫利昔单抗静脉输入后需要密切观察1～2小时。使用英夫利昔单抗还可能会出现一些其他的不良反应,包括关节和肌肉痛、皮

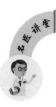
疹、发热、皮肤瘙痒，以及手、脸和嘴唇肿胀、吞咽困难、喉咙痛和头痛等。

也有研究者认为英夫利昔单抗的使用可能增加罹患癌症的风险，但根据一系列的临床研究报道，在克罗恩病中并没有发现这种现象，即使用英夫利昔单抗不会增加癌症的发病风险，并且感染的风险也要比使用激素低很多。

英夫利昔单抗需要静脉输注2小时以上。在这中间要密切观察患者可能的反应，输注过程中每半小时测一次血压、体温和脉搏。输注结束后再1～2小时测一次。用药量是根据患者体重来计算的，一般是5 mg每千克体重。

3) 阿达木单抗

这是另外一种作用于肿瘤坏死因子-α的细胞因子抑制剂，但阿达木单抗的使用方法不同于英夫利昔单抗，它是通过皮下注射给药，患者可以像糖尿病患者注射胰岛素一样给自己用药。

克罗恩病患者使用阿达木单抗能有效地缓解病情，能减少糖皮质激素的使用量，并有助于肛瘘的愈合，也可以减少患者的住院和手术次数，而且阿达木单抗可以用于英夫利昔单抗不敏感或不耐受的患者。据报道，大约50%的患者会有治疗效果。

与英夫利昔单抗相似，使用阿达木单抗有引起感染和患结核病的风险，也有可能发生严重过敏反应。一般的不良反应还包括背痛、头痛、注射部位的红肿痛、恶心、鼻窦炎和胃痛等。

其他不良反应包括对中枢神经系统的损伤以及发生肿瘤的风险。所以在使用前，医患双方一定要做好充分沟通。

4) 维多珠单抗

维多珠单抗是一种特异性拮抗人α4β7整合素的单克隆抗体，可用于有中度至严重活动性克罗恩病的成年患者。在对肿瘤坏死因子-α或免疫抑制剂不能耐受或效果不佳,以及对激素反应不佳或出现激素依赖性的患者中可以使用。维多珠单抗能用于缓解克罗恩病症状,并可缓解对激素的依赖。

使用过程中常见的问题是发生过敏反应,以及继发感染。如果患者存在严重的活动性感染,不建议使用维多珠单抗,可以等到感染控制后再使用。也有报道称使用维多珠单抗后出现进行性多灶性脑白质病,所以在使用过程中,需要密切监测患者出现的任何神经系统体征和症状的变化。此外,还有一些常见的不良反应,包括鼻炎、咽炎、头痛、关节炎、恶心、发热、上呼吸道感染、疲乏、咳嗽、支气管炎、流感、背痛、皮疹、瘙痒、鼻窦炎、口咽痛和肢体疼痛等。

5) 那他珠单抗

那他珠单抗是用于阻止白细胞迁移到炎症组织的单克隆抗体,可减少组织损伤,对于中重度活动期克罗恩病能很好地减少症状和诱导缓解。有研究表明,患者对那他珠单抗具有很好的耐受性,但也有报道使用那他珠单抗后出现进行性多灶性脑白质病。所以目前该药仅限用于少数肿瘤坏死因子-α抑制剂治疗无效的患者。

62. 克罗恩病缓解后如何维持治疗

1) 5-氨基水杨酸

5-氨基水杨酸(5-ASA)常用于预防克罗恩病复发,并且有肯定的效果,但总的效果较弱,所以主要用于轻中度的克罗恩病患者,重度患者要用强有力的免疫抑制药物。

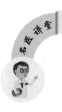

2) 硫唑嘌呤

硫唑嘌呤能在体内转换为6-巯基嘌呤,是最常用的延缓克罗恩病进展的药物。但在20％的病例中会出现不良反应,包括抑制白细胞和血小板的生成,以及引起胰腺和肝脏的炎症,或者导致淋巴瘤。如果患者用药后出现身体不适和疲乏感,就需要暂停治疗。因为存在这些风险,在服用硫唑嘌呤或6-巯基嘌呤最初3个月内,每两周要查一次血常规和肝功能,然后再停用3个月。不同患者对硫唑嘌呤有不同的代谢率,在一些医院会检测患者体内的代谢酶(硫嘌呤甲基转移酶),如果这种酶的水平低,就需要减少用药剂量。

硫唑嘌呤用于缓解活动期克罗恩病的治疗效果要比糖皮质激素差,并且要几周后才能起效,所以常在使用激素诱导缓解后在慢慢撤药时加用硫唑嘌呤以维持缓解状态。目前有很明确的证据表明使用硫唑嘌呤或6-巯基嘌呤能减少克罗恩病的复发,但需要维持服药多长时间暂未明确。有医生认为,如果患者用药后没有明显不良反应,可以一直服用,因为这总比停药后复发要好,但毕竟存在骨髓抑制的不良反应,长期使用还是要慎重。

3) 甲氨蝶呤

甲氨蝶呤也是用于维持克罗恩病缓解的药物。因为甲氨蝶呤会消耗体内的叶酸,进而出现贫血,所以服用甲氨蝶呤时需要补充叶酸。与其他的免疫抑制剂一样,服用甲氨蝶呤后骨髓和肝脏会受到损害,所以服用甲氨蝶呤后的最初2～3个月内,须每周复查血常规和肝肾功能,然后间隔3个月后才能再次用药。

肾功能不全的患者不能使用甲氨蝶呤,甲氨蝶呤也会导致肝硬化和肺部的损伤。因为对胎儿有害,所以至少停药后三个

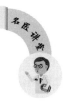

月才能考虑怀孕。

63. 哪些抗生素可以治疗克罗恩病

　　克罗恩病活动期患者到医院治疗时,均会使用抗生素,而许多抗生素如环丙沙星、甲硝唑和克拉霉素等能有效治疗和改善克罗恩病的症状。大部分抗生素能有效抑制肠道内的细菌,而使克罗恩病的一些症状得到暂时的缓解。从短期效果来看,抗生素是有效的,并且可能避免和减少激素等其他药物的使用。但从长期效果来看,治疗效果并不理想。不像抗生素用于治疗肺炎时能杀死70％的细菌,机体中的白细胞再杀灭剩余30％的致病菌,在抗生素的帮助下,机体很快就可以康复。而克罗恩病有明显的不同,首先它至今没有发现存在特异的病原菌,另外残留的肠道细菌并不能被白细胞有效地杀灭。当停用抗生素后,残留的细菌就会迅速生长到原先水平而再次发病。此外,细菌会产生耐药性是另一大问题。为了避免耐药菌的出现,就需要更换抗生素。所以有时会很难选择,也会诱导出多重耐药的细菌,并且可能出现人与人之间的传播的医院内感染。这时抗生素治疗克罗恩病的效果就欠佳了。当然,这并不能说明使用抗生素没有用处。

　　有时克罗恩病和结核菌的感染表现相似,所以有的医生在对怀疑有结核分枝杆菌感染的患者治疗时,会用到抗结核分枝杆菌的药物。也有使用抗生素后再口服益生菌的治疗方法,但目前没有确切的临床报道证明其确有效果。

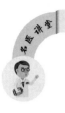
64. 克罗恩病并发症如何进行外科手术治疗

前面介绍的都是关于治疗克罗恩病的炎症,但克罗恩病也会导致许多并发症,此时便不可避免地会因为并发症而需要行手术治疗。据报道,90％以上的克罗恩病患者一生中要经历一次外科手术的干预,50％的患者会经历2次以上的手术,所以克罗恩病的患者需要时刻做好手术治疗的准备。克罗恩病患者该何时采取手术治疗有时会很难决定。因为长期就医习惯和对疾病认识方面的不足,许多患者会认为只有等到内科治疗失败了,或出现穿孔等致命的并发症时,才应该选择手术治疗。这其实是认知的误区,目前的研究表明,通过微创手术治疗克罗恩病早期并发症能取得相当好的治疗效果。手术治疗不但能改变病程,而且能大大提高患者的生活质量,同时能明显降低治疗费用。与之相反,不及时手术不仅会增加手术后并发症的发生率,而且也会增加外科急诊手术的治疗概率。急诊手术与择期手术相比,不仅造口概率会增高很多,而且仅病死率就会增加3倍。这将给患者带来巨大的痛苦,并且造成巨额的经济负担。

那么,哪些是需要手术处理的克罗恩病并发症呢？这些并发症主要有:①狭窄和梗阻;②腹腔内蜂窝织炎、脓肿和瘘;③穿孔;④药物治疗失败;⑤胃肠道大出血;⑥中毒性巨结肠;⑦癌变及不典型增生。

同济大学附属第十人民医院腹部外科疑难诊治中心建立了外科治疗克罗恩病并发症的路线图,遵循"适时""有效"的原则。具体见图8。并且主张通过微创手术进行治疗,我们总结的经验包括切口微创、器官微创、系统微创和心理微创这四大微创理念,以尽量减少患者的痛苦。

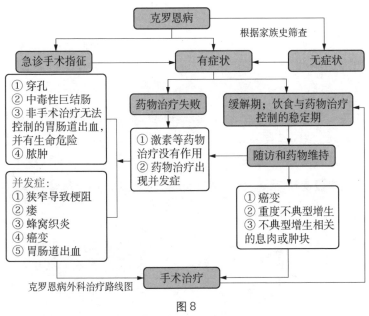

克罗恩病外科治疗路线图

图8

65. 克罗恩病的手术技术应该如何选择

　　腹腔镜下微创肠切除术治疗克罗恩病是安全的,并能获得良好的治疗效果,其优点包括降低术中失血量、减少术后肠梗阻的发生率、恢复快和有效减少住院时间,同时也能明显降低切口疝的发生率等。通过开放手术组和微创手术组的比较发现,腹腔镜微创手术不仅短期效果明显,而且如果能选择恰当的手术技术和切除范围,患者的复发率和再手术率也都呈现明显下降的趋势。从其他长期效果看,腹腔镜手术能减少

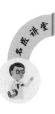
粘连性肠梗阻的发生率,并可能减少术后发生肠瘘的风险。腹腔镜微创手术也能成功地应用于治疗复杂和复发的克罗恩病,能明显减少切口感染率。在上海第十人民医院腹部外科疑难诊治中心,克罗恩病手术 90％以上选择用腹腔镜微创技术,都取得了极佳的效果。但腹腔镜微创手术治疗克罗恩病时,也会有一定的中转开腹率,中转的主要原因包括复杂性肠瘘和需要多处、多部位的成形手术,以及大出血等。根据 2021 年最新的报道,有外科医生观察到早期的克罗恩病患者通过手术将病变肠段切除后,有近 1/3 患者在没有用药的情况下,长期也没有出现复发的症状。但这尚需要完整的科学证据加以验证。

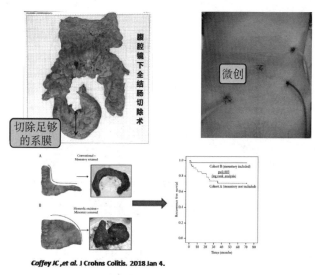

Coffey JC ,et al. J Crohns Colitis. 2018 Jan 4.

图 9

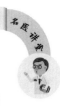

66. 炎症性肠病在准备手术时需要注意什么

炎症性肠病患者出现了需要手术的并发症,并接受手术治疗的建议,准备住院时需要带好充足的换洗衣物、洗漱用品和长期服用的药物。也可以先与病友交流,了解住院的一些细节。入院后会有住院医师询问病史,并且做常规体检,包括检测血压、脉搏和体温等,记录这些指标有利于手术前后的对照比较。也需要做一系列的实验室抽血和心肺功能检查,以及 CT 或MRI 的检查。还要填一些评分表,主要是明确患者目前的病状情况和营养状况,为后续的治疗提供依据,特别是对于营养的支持治疗尤为重要,能有效减少患者手术后的并发症,并加快患者术后的恢复。另外,如果发现其他的异常,还需要请相关科室进行会诊,也会因此而推迟一些手术的时间。手术前一晚,有些患者需要做一些肠道准备,也就是服用泻药和(或)灌肠,从而有利于把肠道内的大便排干净,但有些患者不能做肠道准备,特别是有肠梗阻的患者。具体是否需要做肠道准备,要由患者的病情决定。护士会告知患者术前几小时不要进食和喝水,保持胃部空虚状态,减少麻醉时胃内容物误吸入肺部的风险。有医生会通知患者或家属签署手术知情同意书。麻醉医师和手术室护士也会来术前访视。术前还要再次行抽血化验检查,主要是查血型,以及要进行交叉配血,为手术中可能的输血做好准备工作。

术后患者需要在恢复室,由专门护士和麻醉师看护,麻醉完全恢复后转回外科重症监护病房或观察病房。在这期间,患者会发现身上不同部位插了许多管子,有输液管、胃管、导尿管,以及各种样式、不同粗细的引流管。还有麻醉师给患者用的体外

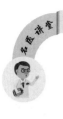

控制镇痛泵,用细管插入在静脉或椎管内,患者可以在感觉疼痛时使用按钮,将镇痛药物注入自己体内。不用担心这些不同作用的管子,它们都有利于患者的康复和术后医生的观察。

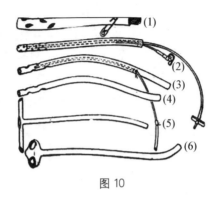

(1)
(2)
(3)
(4)
(5)
(6)

图 10

在肠道功能恢复前,患者不能进食水。几个小时后,患者可以饮少量水。等到患者肠道功能恢复后,也就是肛门排气后,如果是肠道造口患者,看到有肠液和气体自造口流出后,患者就可以逐渐进食,一开始进食是简单易消化的食物,一般遵循从流质到半流质,最后到普食的过程。如果是克罗恩病,可以一开始就选择肠内营养食物。肠功能恢复后,身上的管子会被逐根拔除。原来常吃的其他慢性病药物也需要按时吃。同时需要尽快下床活动,避免深静脉血栓的形成。有的患者会皮下注射低分子肝素等药物用以预防深静脉血栓的形成。如果有肠造口,经验丰富的护工或造口护理师会来安排更换造口袋,以及教会患者和家属如何做造口护理。

一般肠切除术后住院 7～10 天即可出院,如果有并发症时住院时间会有所延长。术后患者会感觉疲乏,这是在大手术后出现的正常现象,很快就会恢复。也有少部分患者会发生术后抑郁或出现消极情绪,这就需要告诉医生,并进行积极交流,如果有必要可以安排身心科医生进行指导。

出院后建议患者在家休息两个月后再去工作,因为术后体能未完全恢复,所以也要避免一些重体力的家务活动。当然,这主要还取决于患者自身的感受,建议完全康复后再参加工作。可选择短距离的散步或医生建议的一些其他运动,因为轻微的运动能有助于机体的康复。如果有造口,可以随时咨询造口护理师或专门的造口护理门诊,熟悉并掌握造口护理。有其他问题也可以随时咨询患者的治疗团队。

67. 如何通过微创手术技术延长克罗恩病缓解期,如何减少复发

1) 微创与吻合技术相当重要

腹腔镜微创技术的使用能大大加快手术后患者的康复,并能达到全面系统治疗克罗恩病在胃肠道的各种并发症。具体包括:

(1) 切口微创:尽量减少手术切口感染和疼痛,能达到快速康复的目的。

(2) 器官微创:尽量少切肠管,不影响营养吸收,避免短肠综合征的发生。

(3) 系统微创:克罗恩病是发生在整个消化系统的疾病,通过肠切除术、术中肠管成型术、术中球囊扩张术等,能将整个消化系统的病变通过微创手术进行治疗。

(4) 心理微创:术前心理疏导(包括患者和家属,我们发现

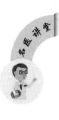

很多患者和家属都存在焦虑的现象),通过和身心科的合作,在围手术期通过恰当的方法安慰患者和家属,减少患者的精神应激和创伤,这会更有利于患者的术后康复并减少复发。

关于吻合技术,克罗恩病手术中通常行端-端、侧-侧、端-侧吻合和顺蠕动、逆蠕动吻合,以及做储袋吻合等。尽管以前认为不同的吻合方式在导致术后复发率方面存在差异,但并没有被完全证明。不过,我们通常会根据患者情况个体化地选择吻合方式,常会使用吻合器侧-侧吻合,就像修下水道时,尽量要保证粗细得当并保持通畅,这样才不会导致污物堆积。手术中肠子的吻合口,也就是接口处一定要宽,这样才能使吻合口更通畅,才能降低吻合口漏和术后狭窄,以及疾病复发等的发生率。

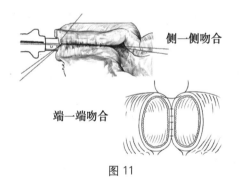

图 11

另据报道,克罗恩病术后发生吻合口漏的风险为 3%～20%。引起吻合口漏的主要影响因素包括低蛋白、腹腔内脓肿、激素的使用,以及吻合技术和方式选择不当。特别是当泼尼松使用量超过 20 mg 或使用其他相当量的激素时,吻合口并发症可达到 20%,我们对每个患者都会评估出现吻合口漏的风险,同时全程对患者进行营养的支持治疗。术前进行克罗恩病活动度评分很重要，如果评分高于一定的数值，手术前一定会建议行预防性造口，等到克罗恩病缓解后再将造口回纳。而根据目前的临床观察和研究发现，英夫利昔单抗或其他抗肿瘤坏死因子的生物制剂，以及部分免疫调节剂在术前的使用，不会增加吻合口漏和（或）瘘的风险，所以这类药物的使用并不影响外科医生对肠道是否需要吻合的判断。

2）器械和缝线的使用

在克罗恩病手术中，手术器械在吻合过程中的合理使用具有重要意义。吻合器的使用需要根据患者的情况进行个体化的选择。不同的宽度尺寸，取决于手术医师的经验，他们能很好地把握如何做更好的吻合，而不出现吻合口狭窄以及漏和（或）瘘，并且手术后不再发生吻合口的复发，同时延长克罗恩病缓解期。有些患者会对蚕丝编织的缝线发生过敏反应，也会通过非单股的丝线发生细菌污染，这些很容易引起缝合部位的炎症反应和感染，进而出现肠漏和（或）瘘，并且这种丝线是不会被溶解吸收的，所以一旦发生过敏性反应，患者的病情就很容易出现复发，并且很难控制。所以缝合线医生常规会选择人工合成可降解的单股线，既不会发生过敏反应，也不存在细菌隐匿的部位。而现在有些最新的缝线本身就具有抗菌的特点。

3）切除范围

最新的研究表明，切除足够宽的病变肠道系膜，能有效地延长克罗恩病的缓解期，这可能与肠道内细菌移位到肠系膜有关，如果把系膜切除足够宽度，就相当于把可能引起肠管病变的根源尽量地挖除了。因为有病变细菌的系膜可能会再次诱发肠管内的免疫性病变。

总之，克罗恩病并发症的外科治疗是不可或缺的重要治疗

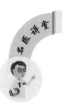

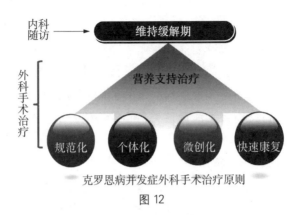

克罗恩病并发症外科手术治疗原则

图 12

环节。专业的外科医生不仅能为患者提供个体化、规范化、微创化的治疗，并能让患者快速康复，从而减少痛苦，同时减轻他们的经济负担。在此治疗过程中，营养的支持治疗需要始终贯穿于治疗的全过程，这对患者术后的康复和减少并发症具有重要意义。经过外科医生的手术治疗后，再由专业的内科医师提供随访检查和药物的维持治疗，通过内外科医生的全力合作，就能很好地将克罗恩病维持在缓解期。

68. 克罗恩病手术的注意点有哪些

克罗恩病的手术与溃疡性结肠炎比较有明显的不同，主要有两个原因：首先，克罗恩病除牵涉到结肠外，病变主要在小肠；其次，克罗恩病手术后复发率比溃疡性结肠炎高很多。绝大部分克罗恩病患者在一生中的某个时间需要接受一次手术，而在这些手术过的患者中，有50%的患者在5～10年内还要再次接受手术。

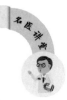

　　但是,克罗恩病发生重度结肠炎,进而导致的中毒性巨结肠急诊手术的概率要比溃疡性结肠炎小很多。克罗恩病急诊手术主要是处理肠道狭窄导致的梗阻,以及肠穿孔和腹腔内脓肿等。

　　对治疗药物不敏感并伴有并发症的克罗恩病建议尽早手术,这与溃疡性结肠炎患者相类似。如果克罗恩病并发纤维瘢痕导致狭窄,并反复出现梗阻,也建议尽早行微创手术治疗。这也是因为有部分患者存在恶变导致的狭窄,所以建议一定要手术,当然发生这样的恶变情况并不多见。

　　炎症性肠病中克罗恩病的手术比较复杂。因为有的患者手术前是在活动期,或使用过激素,但症状控制欠佳,这些患者就需要行肠造口术。激素能使机体的愈合能力下降,造口有利于手术后肠道损伤的恢复和避免肠切除后吻合口无法正常愈合,导致肠漏和(或)瘘。据研究发现,全结肠切除能减少克罗恩病的复发,可以降低到15%,这也说明肠道细菌在克罗恩病发病中具有重要作用。但克罗恩病是整个消化系统的病变,一般不主张行全结肠切除手术。克罗恩病导致的小肠狭窄可以通过手术直接切除,然后将健康的两端连接起来。但小肠切除后会影响到患者对营养和水分的吸收利用,所以外科医生一般会尽可能多地保留小肠,而不至于引起短肠综合征。

　　因此,目前有小肠成形术的手术方式。就是把小段的小肠狭窄部分纵形切开,再与切口成90°地横行缝合,这样就扩大了狭窄的肠腔,能起到很好的效果,即使在有炎症的情况下,术后愈合也会很好。所以,现在外科医生提倡多行狭窄小肠成形术,而不是直接将肠段切除,避免术后出现的营养性问题。但有的患者因为小肠存在很多间断的狭窄,但还没有到需要手术切除的程度,所以我们会选择术中手辅助下的全肠道球囊扩张术,也

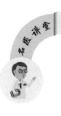

可以取得很好的效果。

对于结肠型的克罗恩病，选择全结肠切除还是部分病变肠段切除，目前还有争议。有德国的研究者认为，节段性病变结肠切除效果良好，在随访10年后，仅有10％的患者需要进一步做全部结肠切除术。而直肠和肛管病变的严重程度会影响到结肠克罗恩病的治疗效果，所以不同患者手术方式的选择需要通过内外科医生的共同讨论，并与患者充分沟通后决定。一般认为，克罗恩病患者行回肠储袋肛管吻合术是不明智的，因为小肠储袋也会发生克罗恩病，导致严重的后果，包括复杂肠瘘、重度感染，最终还会因为炎症导致储袋失去功能。有美国的研究表明这种手术的失败率高达45％以上。

总之，许多患者饮食治疗效果不好的原因是存在肠狭窄，但如果通过微创的方法将狭窄解除了，就能较好地防止并发症的发生和疾病的复发。特别需要提醒的是，克罗恩病患者一般不建议做小肠储袋与肛管吻合，因为这会导致储袋克罗恩病的发生，进而出现吻合口瘘和盆腔脓肿，最终要再次做手术切除储袋。

69. 溃疡性结肠炎如何进行治疗

溃疡性结肠炎与克罗恩病相似，可能都是因为肠道内的细菌导致免疫系统对机体的过度攻击所致。但二者最大的不同是溃疡性结肠炎患者很难通过调节肠道内细菌的代谢来改善症状，而克罗恩病可以通过肠道菌群的改变来改善症状。抗生素治疗溃疡性结肠炎有一定的效果，但目前治疗溃疡性结肠炎主要依赖于免疫抑制药物。但因为溃疡性结肠炎仅局限在直肠和结肠,所以手术切除全部大肠之后可以获得治愈。前日本首相安倍晋三,就是因溃疡性结肠炎癌变宣布辞职,并接受了手术治疗,取得了很好的治疗效果。

目前,溃疡性结肠炎的治疗包括：①一般处理;②饮食治疗;③药物治疗;④手术治疗。

70. 溃疡性结肠炎一般情况下应如何处理

溃疡性结肠炎的主要症状是腹泻,这会导致工作与生活的不方便,患者通常会自行服用止泻药,如洛哌丁胺(易蒙停)、可待因或复方苯乙哌啶,但这是不正确的处理方法,因为这些药物并不能减少肠道炎症。腹泻是机体的防御机制之一,是为了排除肠道内的异常物质,所以有害物质一般都能引起腹泻。另外,大便次数也是反应肠道被破坏严重程度的指标之一。如果服用了止泻药,排便次数人为地减少,就会出现病症改善的假象,而细菌产生的有害物质在体内留存时间延长,就会导致严重的并发症,如巨结肠(图 13)和肠穿孔。所以溃疡性结肠炎患者出现腹泻症状,不能自行服用止泻药,要找专业医生就诊。如果结肠炎症获得控制,那腹泻也就会自行停止。

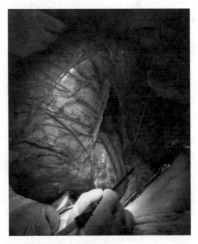

图 13

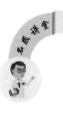

71. 如何使用饮食方法治疗溃疡性结肠炎

通过饮食治疗克罗恩病的效果较明确,但对于治疗溃疡性结肠炎的效果却并不明切。有医生认为禁食奶制品会有利于溃疡性结肠炎的控制。也有人认为禁食含乳糖的食物有利于溃疡性结肠炎的治疗,但这是因为有部分患者缺乏乳糖分解酶,导致乳糖不能被消化吸收,乳糖到结肠后出现腹胀和腹泻,使溃疡性结肠炎的症状进一步加剧,因此禁食含乳糖的食物只是没有加重病情,但并不能达到治疗的目的。

一般认为溃疡性结肠炎的饮食治疗效果不佳。而有部分出现好转可能是因为有些克罗恩病就局限在结肠,被诊断为溃疡性结肠炎,通过饮食治疗后,获得了治疗的效果。所以有医生认为,如果通过要素饮食能诱导炎症性肠病缓解,就需要进一步明确诊断是否有误,是否患者患的是克罗恩病而不是溃疡性结肠炎。

有一种假设认为,诱导克罗恩病发生的肠道内病原菌,可能的能量来源就是食物一些残渣,如果减少特定食物摄入,也就是使用要素饮食能有效地控制克罗恩病。而诱发溃疡性结肠炎的病原菌除通过食物残渣取得营养外,还可以通过结肠黏膜分泌的黏液获取能量,所以单用要素饮食很难取得治疗效果。而通过组织活检病理也发现,可能是因为病原菌的作用,溃疡性结肠炎患者结肠黏膜中存储的黏液明显要少于正常人和克罗恩病患者。如果真是这样的话,就能解释一些现象,比如因为这类病原菌能使用结肠黏液提供的能量,所以溃疡性结肠炎就只局限在结肠,而不发生在其他消化道,并且因为黏液只是分泌在黏膜

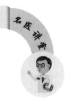

层,所以病变也就只局限在黏膜,不会像克罗恩病那样,因为免疫细胞攻击肠壁全层的异常部位而导致肠穿孔。

虽然通过改变饮食不能有效地控制溃疡性结肠炎,但是不能说饮食疗法对溃疡性结肠炎不重要,相反通过饮食疗法既可以维持患者的营养,又能促进肠道正常的功能和预防相关的并发症。

1) 增加营养补充

溃疡性结肠炎患者因为进食后出现肠道不适、大便次数增多等症状,所以他们不愿意吃东西,故而常会出现营养不良。另外炎症会导致肠道内慢性失血而出现贫血。还有一些药物会抑制营养物质的吸收,如柳氮磺吡啶会减少肠道对叶酸的吸收,而皮质类固醇会影响钙吸收。腹泻会使肠腔内的食物过快地排出,也会影响营养物质的吸收而导致营养不良。

因而正常饮食、少量多餐很重要,有利于肠道对食物的处理。每天可以吃六餐,并且要保持食物的多样性。在溃疡性结肠炎中很少有需要特殊避免的食物。在每餐中加一些补充营养制剂也很有必要,包括常会缺乏的铁、钙、叶酸等营养素。当然在专业医师的指导下会有更好的效果。

2) 关于粗粮

俗称的粗粮,就是含有大量无法消化的植物纤维素的食物,无法消化吸收的残渣就形成大便,再通过肠道肌肉的不断收缩把大便排出体外。多进食粗粮能使大便变粗软而易于排出体外。如果进食粗粮太少可能会导致便秘。粗粮有利于身体健康,能降低胆固醇,减少胆道结石、痔疮的发生等。但在溃疡性结肠炎的患者进食太多粗粮会导致腹泻,而对于有肠道狭窄的患者来说,因为还要担心肠道梗阻,也不能让他们多食粗粮。也

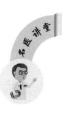

有一些粗粮食用后不易消化,通过细菌发酵作用后容易产气,进而出现腹胀不适,所以选择吃哪类纤维素的粗粮就很重要。

溃疡性结肠炎患者发生便秘后就很容易导致复发,所以要鼓励患者吃适量的含大量纤维素又不易发酵产气的粗粮,常推荐的食品包括含膳食纤维高的食物,如麦麸、麦片、全麦粉、糙米及燕麦等全谷类食物,还有蔬菜和水果等。它们能有效维持溃疡性结肠炎患者的正常排便,又不会因为细菌发酵而产生过多的气体,同时还能避免便秘。食用粗粮后,其中的纤维素需要吸水后才能膨胀,然后起到通便作用,所以建议进食的同时大量饮水。

3) 改善便秘饮食

处理便秘对于溃疡性结肠炎,特别是左半结肠的溃疡性结肠炎很重要,因为便秘是导致溃疡性结肠炎复发的因素之一。尽量缓解便秘,这样有利于避免溃疡性结肠炎的复发。

溃疡性结肠炎中表现为直肠和左半结肠炎症的患者,常会出现大便积聚在近端结肠,也就是右半结肠,通过体检或X线检查能明确发现,并且只有将结肠内的大便排尽,才能有效地控制炎症。

高纤维素食物能预防近端结肠出现便秘。如果出现大便积聚,可以使用柠檬酸镁或复方聚乙二醇电解质散,把肠道内的大便排干净。也可以使用轻泻剂如乳果糖,或使用含有不可吸收的大量植物纤维素组成并能在吸水后膨胀的泻药,如网上可以购买到的乐玛可等。

4) 食物不耐受

有时溃疡性结肠炎导致便秘的原因是患者对食物的不耐受。有些患者可能不知道食物过敏和食物不耐受的区别。从简单机制上来说,就是当身体对某种食物过敏时,体内会分泌抗体E来排斥、抵抗该食物;而当人体对某种食物不耐受时,体内分泌的是抗体G。二者分泌的抗体不同,他们发挥的作用自然也就不一样。食物过敏时,患者体内会发现针对特定食物的抗体,出现免疫反应,患者身上会发出红疹或同时出现瘙痒症状,严重的还会出现生命危险。如少数患者对海鲜过敏,会出现舌头和嘴唇的肿胀,严重的会出现窒息。通过患者血中抗体检测可以明确诊断。

食物不耐受就完全不同,它不像过敏反应会很快出现症状,而是反应缓慢。有医生认为可能是食物打破了结肠内的细菌平衡,异常细菌作用于食物导致有害物质产生而影响肠道功能。溃疡性结肠炎的患者常会有肠易激综合征一样的表现,常因进食一些食物后不能耐受而出现腹痛、腹胀和腹泻,这些食物会加重溃疡性结肠炎。当然应该知道,减少这类食物并不能治愈溃疡性结肠炎,还是需要通过药物进行治疗。另外,有些患者肠镜检查已经治愈,但还会出现腹部不适症状,也许就是因为一些食物不耐受所致,所以还是要尽量避免这类不耐受食物。

5) 尼古丁的作用

有报道说吸烟能使患者的溃疡性结肠炎症状缓解,这说明尼古丁可能有治疗溃疡性结肠炎的作用。有一系列的临床研究报道显示,通过不同方式使用尼古丁,如使用含尼古丁的皮肤贴片、口香糖,都能得到比安慰剂好的治疗效果,但这并不能极大地改善溃疡性结肠炎的症状,反而存在有一定的不良反应,所以尼古丁并非能很好地改善溃疡性结肠炎的药物。目前也并没有找到吸烟改善溃疡性结肠炎的确切机制。还有人发现吸烟具有轻微通便作用,所以吸烟可能与改善肠动力有关。但总的来说

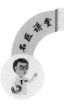

吸烟对人体健康有害,所以溃疡性结肠炎患者也最好不吸烟。

72. 溃疡性结肠炎药物及其他辅助治疗有哪些

　　首选是控制肠道炎症的治疗。抑制肠道免疫系统对细菌的过度攻击,基本的强有力的药物有糖皮质激素、环孢素或英夫利昔单抗等。症状改善后使用不良反应较小的药物,同时将前期使用的药物缓慢撤退,使溃疡性结肠炎控制在缓解状态。

　　治疗溃疡性结肠炎的药物主要分为两类:①诱导缓解类药物;②维持缓解类药物。这些都需要在专业医生的指导下使用。在治疗疾病的同时,不能忘了需要避免药物的不良反应。目前,还有一些新的治疗方法,但没有如上述药物一样确切的治疗效果。关于炎症性肠病治疗药物的安全性比较如图 14 所示。

现有证据下不同治疗药物的安全性比较

炎症性肠病治疗药物的"安全金字塔"

不同药物在金字塔位置,反映了现有数据的解释、专家的观点和临床实践

安全性最高

维多珠单抗

乌司奴单抗

抗-TNF药物 单药治疗

巯嘌呤 或 托法替尼

巯嘌呤+抗-TNF药物 联合治疗

安全性最低 　糖皮质激素

药物安全性

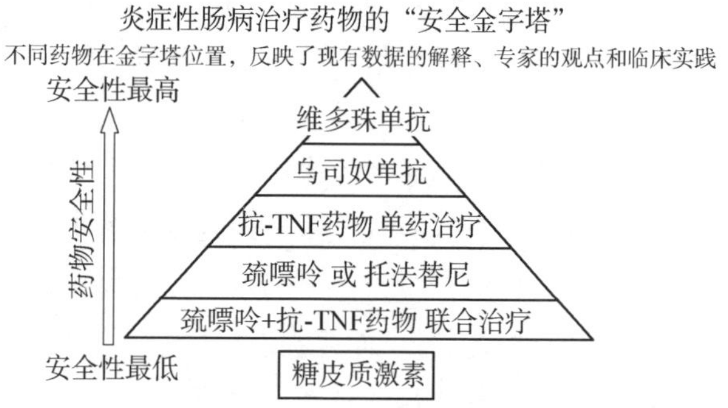

Click B, Regueiro M.Inflamm Bowel Dis. 2019 Apr 11;25(5):831-842.

图 14

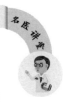

73. 溃疡性结肠炎中常用于诱导缓解的糖皮质激素类药物有哪些

　　糖皮质激素包括泼尼松龙、氢化可的松、甲泼尼龙等。氢化可的松是肾上腺分泌的激素，用于维持体内水分和钾、钠电解质的平衡，是机体必不可少的物质。许多人工合成的化学物质与氢化可的松具有相同的化学结构和生理功能，可以作为药物使用，它们被统称为皮质类固醇类药物。

　　使用皮质类固醇是治疗溃疡性结肠炎的一大进步，在使用这类药物以前重症结肠炎的病死率很高，使用激素后病死率直线下降，使得溃疡性结肠炎患者的预期寿命与正常人几乎一样。然而，皮质类固醇的使用会出现许多严重的并发症。

　　皮质类固醇会极大地影响机体的新陈代谢，它作用于肾脏会导致钠潴留，同时伴随着大量钾的丢失；它可增加蛋白质分解并使之转化为糖类而升高血糖；同时它还具有与性激素相类似的作用，使患者毛发大量增生。肾脏减少钠的排出会导致体内水分的潴留，出现下肢浮肿、血压升高、眼压增高等。钾的丢失会导致肌肉力量减弱。蛋白质转化为糖后会导致患者罹患糖尿病，糖分又在身体转化为脂肪沉积，出现"水牛背""满月脸"等特异性的表现。蛋白质的分解导致机体组织的衰弱，并可引起骨质疏松。皮肤中蛋白质丢失使皮肤变薄，血管易于破裂，外伤后皮肤容易出现瘀斑。

　　皮质类固醇的使用还会影响中枢神经系统的功能。部分患者会由于神经过度活跃，出现无法放松安静、无法入睡等症状。有些患者会出现严重的精神病变，如出现偏执和抑郁，所以激素

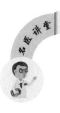

的使用是越少越好。

为了尽量减少皮质类固醇的不良反应而又起到治疗效果，目前一般采用局部用药，使药物仅仅作用于炎症部位。经常是通过肛门用药，沿着直肠流入结肠覆盖在炎症病变表面。皮质类固醇栓剂可以塞入肛门用于治疗直肠炎，使用泡沫灌肠可以用于治疗左半结肠炎。对于重症溃疡性结肠炎，需要经口或静脉的方式系统性给药，这样药物会到达全身，不可避免地会出现不良反应，但这样给药对于重症患者来说可以达到救命的目的。

目前皮质类固醇激素的主要制剂形式有以下几种。

（1）栓剂：做成子弹头样式，可以通过肛门直接塞入直肠，通过体温将药物溶化，再通过黏膜逐渐吸收，药物作用不会向上延伸，所以最适合用于直肠炎的治疗。但可在用药后半小时灌肠，也能用于治疗左半结肠炎。如果灌肠后保留时间长一些，能起到更好的治疗效果。

（2）泡沫灌肠：将泡沫装进小的加压容器内，前面接个管子，管子经肛门插入直肠，通过加压把含有皮质类固醇的泡沫挤入肠道。泡沫要比液体更能保留在肠道内，但泡沫灌注很难达到高位，所以只能用于对乙状结肠和直肠的炎症治疗。

（3）液体灌肠：如果溃疡性结肠炎延伸到左半结肠，就需要使用含有皮质类固醇的液体灌肠。药液放在带有导管的灌肠袋中，导管经肛门插入直肠，缓慢挤压灌肠袋，把药液灌入直肠。灌肠时会有液体反流出，但可以避免。一般选择晚上灌肠，这样能使药液在体内留置尽量长的时间，甚至可以到第二天早晨。患者可以选择髋部垫枕头的俯卧位，这样屁股抬高，液体就能通过重力作用流向结肠脾曲。也有在灌肠前30分钟使用肛栓药物的处理方法，以增加药效。一般通过肛栓或灌肠2～4周治疗远端结肠的溃疡性结肠炎，如果改善症状不明显，就需要换药治疗。

有些患者觉得很难保留灌肠液，尤其是放屁多时。所以在药物完全起效前，就进厕所把灌肠液排掉了，这是不可取的，会影响药物发挥作用。

（4）口服与静脉使用皮质类固醇：应用最广泛的口服皮质类固醇是泼尼松龙，也有用氢化可的松或者甲泼尼龙来替代的。一般先从高剂量开始，每天 60 mg，早餐后服用。药物起效后，再缓慢减量直到全部停药。但皮质类固醇并不能有效延长缓解期。

静脉使用皮质类固醇是起效最快的，主要用于住院的重症溃疡性结肠炎患者。使用过程中患者一旦症状有所控制，就要转为口服，具体需要在专业医生的指导下使用。

74. 溃疡性结肠炎中常用于诱导缓解的其他药物有哪些

（1）环孢素 A：环孢素 A 最早用于器官移植，现在也用于治疗对皮质类固醇没有反应的重症溃疡性结肠炎，也有用于在医院治疗的全结肠炎。环孢素 A 具有肾毒性，所以一旦静注就要密切检测血药浓度和肾功能。此药也可能导致高血压。如果静脉用药出现疗效后，就要改成口服环孢素 A，再在接下来的几周缓慢减量。因为有免疫抑制作用，患者发生机会感染的风险会增高。

（2）英夫利昔单抗：英夫利昔单抗用于治疗克罗恩病，现在也是治疗重症溃疡性结肠炎的备选药物，避免静脉使用环孢

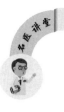

素 A。英夫利昔单抗的使用方法和不良反应已在治疗克罗恩病中讲述。

（3）维多珠单抗：人源化单克隆抗体作用于整合素（integrin）α4β7 与 MAdCAM - 1。具有高度的肠道选择性，选择作用于肠道，对溃疡性结肠炎有诱导和维持缓解的作用。具有相对较好的安全性，一般用法是 0、2、6 周 300 mg，静脉滴注，以后每 8 周一次，可以不联合使用其他的免疫抑制剂。

（4）氨基水杨酸：这类药物最常用于维持溃疡性结肠炎缓解期的治疗，但有时也用于治疗轻中度活动期溃疡性结肠炎，尤其是对远端的溃疡性结肠炎会非常有效。

（5）其他药物：有些溃疡性结肠炎专业治疗中心，也会使用他克莫司、沙利度胺，它们也存在不同的优点和不良反应，患者可以与专业的治疗医生进行探讨使用。目前，有些专业的治疗中心有提供乙酰砷胺，但已很少用。乙酰砷胺是砷的衍生物，对控制顽固性直肠炎有效，并且在治疗用药范围内很安全。它仅用于皮质类固醇激素和 5 - 氨基水杨酸治疗失败的顽固性远端结肠炎，不良反应很少，但也有报道称长期使用超过 4 年可能会导致中毒。

75. 用于溃疡性结肠炎的其他诱导缓解治疗方法有哪些

（1）选择性白细胞吸附疗法：适用于重度溃疡性结肠炎，并且没有使用过激素和免疫抑制药物的患者。对于不耐受激素和免疫抑制药物的患者可以优先考虑使用，对于年轻患者的作用会更敏感些，使用比较安全，但费用较昂贵。

（2）粪菌移植术：原理是将健康个体的肠道微生物菌群移植到患病者体内，以重建正常的肠道微生物组成。结肠镜灌肠为目前粪菌移植治疗溃疡性结肠炎试验研究中最常用的给药途径，但总有效率在溃疡性结肠炎中并不确切，有报道说有一半患者会有效，但尚有待于进一步的研究。目前，发现严重不良反应中最常见症状为高热，其中可明确的原因包括二重感染、原有病情恶化和发生吸入性肺炎。

76. 溃疡性结肠炎用于维持缓解的药物有哪些

1）氨基水杨酸盐类药物

氨基水杨酸盐类是最常用于维持溃疡性结肠炎缓解的药物。它们包括柳氮磺吡啶、美沙拉嗪片、颇得斯安、莎尔福、奥沙拉嗪和巴柳氮，它们常用于溃疡性结肠炎缓解期的治疗。其抗炎作用机制比较复杂，而且尚没有完全明确。这些药物与阿司匹林有相同的成分，所以如果有阿司匹林过敏史就不能服用。

磺胺水杨酸也就是柳氮磺吡啶，最先从氨基水杨酸盐类药物中被发现，于 1942 年发明用于治疗风湿性关节炎。后来用于治疗溃疡性结肠炎并发的关节炎，发现此药能有效改善肠道的病变，从此就开始广泛应用于炎症性肠病的治疗。但有 25％的患者服用此药后出现不良反应，主要表现为恶心、呕吐，后来改用不在胃内释放的肠溶胶囊后，不良反应明显改善。但还会出现抑制骨髓、出现皮疹和肝肾功能损害，以及会导致葡萄糖-6-磷酸脱氢酶缺乏症（G6PD）的患者出现红细胞破裂等并发症。

后来经过研究发现，柳氮磺吡啶在肠道内分解成两种化合物，包括磺胺吡啶和5-氨基水杨酸（5-ASA）。绝大部分不良

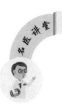

反应是由磺胺吡啶导致的,并且它大部分是从尿中排出的,使尿色发黄。而 5 – ASA 具有治疗作用,但 5 – ASA 在上消化道就分解了,所以要找到可靠的方法使其在到达治疗部位之前不被破坏。目前,人们想出许多方法把活性药物送到结肠,如与松脂混合,有利于有效药物在结肠释放。而有些药物能使结肠的酸碱度偏酸,就会影响到 5 – ASA 在结肠的释放,比如乳果糖。尽管现在的 5 – ASA 治疗药物中不再包括磺胺吡啶,但是还是会出现一些不良反应,包括除肠道以外的不明原因的出血、瘀斑、喉咙痛、发热等。有时 5 – ASA 类药物会导致腹泻,特别是使用奥沙拉嗪后,因为它包含双份的 5 – ASA,所以会更加有效,但需要缓慢加药,也需要定期检查 5 – ASA 是否对肾脏产生损伤。

美沙拉嗪也有肛门栓剂和灌肠剂可供使用,如果能口服维持缓解状态,尽量选择口服使用,毕竟口服药物要比灌肠方便很多。

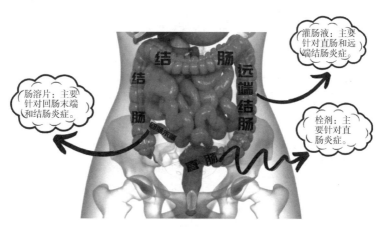

图 15

一般建议患者长期维持用药 3 年。如果患者在病情好转后就立即停药,会导致疾病很快复发。

2) 免疫抑制药物

最常用的两种免疫抑制药物是硫唑嘌呤和 6 - 巯基嘌呤。它们具有相似性,硫唑嘌呤可以在体内转换成 6 - 巯基嘌呤,故能治疗溃疡性结肠炎。但它们起效比较慢,有的需要几周,有的要 3 个月才能见效。所以在它们起效以前要使用皮质类固醇,然后慢慢减少激素的使用量。如果有必要,在用免疫抑制剂的同时可加用 5 - ASA。

不同患者对硫唑嘌呤和 6 - 巯基嘌呤的代谢能力不同,也会导致治疗效果的不同,这与患者体内的代谢酶有关。有的医生觉得没有必要检测这个酶,因为开始就是小剂量用药,如果治疗 4 周后无效,就使用全量治疗。硫唑嘌呤剂量为每千克体重 2～2.5 mg,6 - 巯基嘌呤为每千克体重 2.5 mg。

约有 20% 的患者使用这两种药后会出现不良反应,但 6 - 巯基嘌呤的不良反应要比硫唑嘌呤少一些。在最先服药的二个月内,每两周要查血常规和肝功能,然后每三个月要查一下是否出现骨髓抑制和肝脏损伤,还有部分患者会出现胰腺的损伤,也有部分患者没有特殊器官损伤,但就是感觉不适和疲乏。出现这些不良反应时就只能停药。如果病情变化需要调整剂量,就需要重新检查血常规和肝功能。虽然这两个药治疗溃疡性结肠炎的效果不错,但不良反应也一定不要忽视。

如果没有明显的不良反应,这类药在维持患者缓解期的效果相当好,并且可以不使用激素。有的医生建议使用 4 年可以停药,但也有医生认为最好不停药,因为停药后会复发,所以这要由不同的医生根据患者病情来决定。

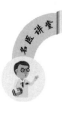

3）其他维持缓解的药物

因为硫唑嘌呤和6-巯基嘌呤的不良反应而无法有效进行治疗和维持溃疡性结肠炎缓解状态的,患者就需要选用其他药物来维持缓解,如甲氨蝶呤,其在服用后要加用叶酸预防不良反应。具体在克罗恩病的治疗中已有介绍。另外有霉酚酸酯,这种免疫抑制剂是用于器官移植的抗排异药物,因为存在不良反应,所以要定期检查血常规、肝肾功能和血药浓度等。

关于溃疡性结肠炎的药物治疗总结如下。

溃疡性结肠炎如果集中在直肠或左半结肠,可以使用美沙拉嗪灌肠或肛栓治疗,其效果比用激素还要好,如果同时给予口服美沙拉嗪效果会更好些。对于广泛的结肠炎一开始就要大剂量口服柳氮磺吡啶或美沙拉嗪,对于难治性溃疡性结肠炎患者就需要使用皮质类固醇激素进行治疗。如果患者使用激素无明显治疗效果,就要加用硫唑嘌呤或6-巯基嘌呤,同时缓慢减少激素用量。

对于重症的难治性溃疡性结肠炎需要住院,尤其是对于发热、心率快、低蛋白血症的患者,他们住院后需要静脉注射激素,现在也可以使用英夫利昔单抗等生物制剂,如使用3～5天无效果,有的医生会考虑使用环孢素A,但大部分会建议手术切除全部大肠,这将是一个明智的决定,因为坏肠子已经无法修复,对患者只会带来身体和经济上的负担,进一步还会出现更多的并发症,包括大出血、巨结肠、结肠穿孔、癌变。

治疗有效后一般会继续使用硫唑嘌呤或6-巯基嘌呤维持缓解治疗。目前,对于长期使用生物制剂及单克隆抗体的疗效仍不明确。

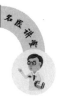

77. 如何治疗其他不确定型结肠炎

许多专业医生治疗不确定型结肠炎的方案和溃疡性结肠炎相似。尽管有可能这种结肠炎是由于克罗恩病导致的炎症,但这类患者使用饮食治疗效果不佳,有些病例经最初饮食治疗后症状会有所改善,但很快会复发,再改用要素饮食后也没有好的效果。对于此种情况,医生会更倾向于按照溃疡性结肠炎进行治疗,而且治疗效果也会比较好。

78. 溃疡性结肠炎可以进行外科手术治疗吗

当内科治疗效果不佳,或者有外科治疗的指征出现时,可以进行外科治疗。

溃疡性结肠炎的患者一定要知道关于手术的一些知识。因为对于手术的问题,要由患者和医生共同面对。假如医生认为患者有手术治疗指征,手术会更有利于控制溃疡性结肠炎时,就需要患者和家属的积极配合和理解。

其实,炎症性肠病治疗团队做出患者需要手术治疗的决定也不是那么容易的,一定是进行了一系列的评估工作后才作出的决定。当然,对于患者来说也不轻松,在不了解相关知识的情况下,确实会存在畏惧心理。但为了更好的治疗,需要认识到手术治疗的重要性,患者在决定手术以前可以要求与手术医生进行深入交流,也可以把自己的困惑或疑虑写下来,咨询医生,这样就能更深入了解手术的流程和注意点,当然医师向患者详细解释也是应尽的义务。手术以前是需要签知情同意书的,只有

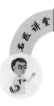

在患者或患者委托人签字后才能进行手术,签字前应尽可能地明确手术的必要性和可能出现的并发症。但对于急诊手术,外科医生通常不会留很多时间与患者探讨手术的问题,因为时间紧急,关乎生命,所以当医生提出急诊手术时,建议患者不要犹豫。

79. 溃疡性结肠炎什么时候需要进行手术治疗

溃疡性结肠炎手术分为两种。①急诊手术:因为急症危及到生命,需要尽快进行手术干预;②择期手术:经过医生和患者充分准备后进行的手术。

1) 急诊手术

溃疡性结肠炎一般不需要行急诊手术。但发生以下情况时需要紧急做手术:①药物治疗无效的急重症;②无法控制的大肠急性大出血;③中毒性巨结肠;④穿孔。

对药物治疗没有反应的急性重症溃疡性结肠炎在医学上是急症,需要到医院进行密切监护。包括定时监测体温、脉搏、每天的大便次数、是否有血便,医生还要随时体检,检查腹部体征,检查肠蠕动情况等。还需要每天行抽血检查,甚至一天抽好几次,拍摄腹部急诊 X 线片或 CT 检查以明确大肠扩张情况等。如果这些检查显示病情恶化,就要行急诊手术。因为结肠中毒扩张是很危险的情况,会导致肠穿孔。中毒性结肠扩张会导致患者出现腹痛、恶心、呕吐、发热和脱水症状。在毒素吸收的同时,患者的腹内压力会增高,会影响呼吸功能。关键是一旦发生肠穿孔,患者结肠内的大便直接流入腹腔会导致急性粪汁性腹膜炎,进一步发展会出现感染性休克甚至死亡,所以有结肠中毒扩张症状者就有急诊手术指征。

溃疡性结肠炎出现无法控制的结肠出血比较少见。溃疡性结肠炎常见有黏膜出血，会导致贫血，但并不危及生命。但是偶尔也会有严重的大出血的发生，这就需要急诊手术了。当然这也有可能并不是溃疡性结肠炎导致的大出血，但这也是急诊手术的指征，并且在手术止血的同时还可以进一步地明确诊断。

2) 择期手术

溃疡性结肠炎择期进行全大肠(包括全结肠和直肠)切除手术有两大主要原因。

（1）药物治疗效果不理想，病症严重影响患者的生活：尽管一直在用药，但症状并没有真正的改善，并且已经出现并发症，如皮肤、关节和眼部的病变。随着病情的长期和慢性化，患者全身情况也渐渐变差。患者感觉疲乏而不愿意多活动，并且因为担心腹痛、腹泻，甚至不肯离开家或外出。

（2）担心溃疡性结肠炎出现癌变：如果肠镜活检病理提示结肠息肉出现不典型增生，那病变结肠有时就会发现早期癌变，这种情况下就更需要做手术了。

80. 溃疡性结肠炎的手术方式有哪些

溃疡性结肠炎手术需要切除全大肠。有人会有疑问，如果炎性病变仅集中在左半结肠，或乙状结肠和直肠而把全大肠切除是否属于是切除过度了。其实临床实践经验告诉我们，如果仅切除病变肠管，会导致严重的后续问题，残留部分还是会复发溃疡性结肠炎，患者症状仍然得不到改善。而如果切除全大肠就能永久性治愈溃疡性结肠炎。

如果全大肠(包括全结肠和直肠)切除，就需要通过小肠直接排出肠液，有时手术中会把小肠末端拖出皮肤，进行小肠造

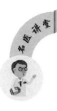
口，让肠液流入造口袋中进行收集。这是很安全的处理方法，并且能有很好的治疗效果。但经常会出现一些造口的并发症，包括造口旁皮肤的病变、造口回缩、造口脱垂、造口旁疝和肠梗阻等。当然大部分患者造口后恢复很好，并没有出现这类并发症。

虽然这样，部分患者始终无法接受造口和带着造口袋的生活。所以现在主流的手术方法是把全大肠（包括直肠）切除后，在末端回肠做一个大的储袋与肛门吻合，大便就能通过正常的肛门渠道排出体外。这样除了手术瘢痕，很难在体外看出患者曾手术切除了全大肠（在医学上称为 IPAA 手术）。患者一般一年后就能基本恢复正常，不大会发生大便失禁，每天行 4～5 次大便，也很少需要晚上起来解大便。

这种手术方式可以分为一期、二期或三期。在急性重症溃

溃疡性结肠炎全腔镜微创手术

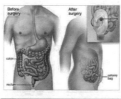

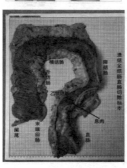

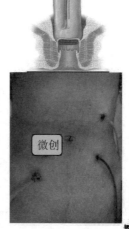

图 16

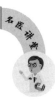

痈性结肠炎时，一般选择先切除全结肠，同时做小肠造口。等到患者炎症缓解后再行手术切除直肠并做储袋手术。有一些择期手术的患者可以选择一期手术的方式，但许多医生更倾向于做二期手术，先行预防性造口。手术过程是末端回肠做了储袋，并且与肛门做了吻合，同时也做了小肠造口。3～4月后要再次手术，将回肠造口回纳，来完成整体的手术过程。当然，第二次手术一定是要在第一次手术完全愈合后进行。导致储袋出问题的原因可能是肛周和盆腔的感染，患者会因此而感到不舒服，进而会影响到储袋的部分功能。

81.　回肠造口术后的注意点有哪些

　　食物经过胃的消化被排入小肠后，在小肠内与消化液充分混合，小肠将营养物质吸收。那时的食物呈液体状，从回肠进入盲肠并到达结肠后，结肠的主要任务是吸收其中的水分，形成正常大便。如果小肠直接与肛门吻合后，患者会持续性地腹泻。所以，如果结肠被全部切除后，就需要想办法，用不同的方法改善大便的排出量与完整收集方法。目前常用的是末端回肠造口术，将末端小肠从腹壁开孔拖出，通过造口袋收集肠液，造口袋直接黏贴在腹壁皮肤上。有的是临时性造口，只是为了其他手术部位尽快恢复，恢复完全后可以回纳。但如果行全大肠切除，小肠又无法做储袋，那可能就需要做永久性的小肠造口了。

　　造口的位置一般在右下腹，在末端小肠解剖位置处。无论是坐着、躺着或站着，这个位置都有利于患者观察和操作。造口部位需要尽量不影响穿衣和系皮带，也不要有瘢痕或腹壁皱褶。因为肠液中含有刺激性的消化酶，所以造口要突出皮肤几厘米，

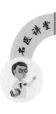

看上去就像是乳头状。尽管看上去很娇嫩，因为没有躯体神经的支配，所以造口部位的肠子是没有感觉的，在处理造口时也不会有不舒服的感觉，当然一定要经常清理造口，并在处理前后洗手。

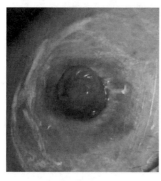

图17

刚刚手术完后，肠造口会看上去很大，但以后会回缩一些。如果几天排出肠液不畅，则可能会有半固体的大便排出。因为造口不存在括约肌，患者是无法自主控制肠液排出进入造口袋的。造口师会教患者如何更换造口袋，并把造口袋与造口周围皮肤完全贴合。当造口袋满了后，患者要学会如何到卫生间排空造口袋，而不需要把造口袋从皮肤上撕下来。这样造口袋可以反复使用几天而无需更换。现在有不同类型的造口袋，最关键的是让造口肠子和造口袋圈的大小一样，并完全贴合，周围没有渗漏。如果造口袋有过滤器，还能过滤掉异味。

在造口护理师或家人的帮助下，患者要尽快适应带有肠造口的生活，并且需要注意饮食。流入造口袋的肠液呈半固体状，但会随饮食的变化而变化。患者需合理饮食，尽量避免食用会产气的食物。有人认为大肠切除后，食物残渣不会产气，其实回肠造口后，末端回肠会结肠化，并会有结肠的细菌定植，所以要避免食用过多的如大豆等容易产气的食物，以及洋葱、大蒜等有异味的食物。另外，在靠近造口的地方常会因为不消化的食物如芹菜、竹笋、坚果等引起梗阻，所以尽量避免食用这类食品，而最关键的还是要找到最适合自己的食物。还有就是，因为造口会排出过多的液体，因此就需要增加饮用运动型含电解质的水，补充机体丢失的水分，避免发生脱水，同时补充电解质。但有时喝得多，造口流出来的肠液更多，无法缓解口渴的症状，那就需要到医院静脉补充水分和电解质。所以建议尽量吃普食，吃较干的食物，禁忌只喝"汤汤水水"，喝得越多，流出来的肠液也越多，丢失的水分和电解质也越多。如果需要，一定要去看炎症性肠病专业医生和营养师的门诊，并就饮食问题进行沟通与交流。

回肠造口后常出现两个问题，第一个是造口回缩，或造口袋无法贴好，容易出现皮肤问题。第二个是造口小肠脱垂，会很难处理，有时还需要通过手术将脱垂的小肠复位。虽然这样，大部分患者在造口术后都能正常生活。小肠造口后不影响患者的体育锻炼，当然那种剧烈的对抗性运动还是需要避免。可以选择游泳，有一些特殊的游泳衣能将造口保护起来，在游泳时一般看不到，也有一些特殊的装置，能把造口袋固定在腹部，不必担心渗漏的问题。

82. 克罗恩病手术后远期需要注意哪些问题

克罗恩病不同于溃疡性结肠炎，无法通过全结肠切除术达到治愈。主要问题是克罗恩病术后，如果没有控制好可能就会复发。目前明确的是戒烟和避免二手烟能有效减少复发，而使用糖皮质激素和5－ASA的效果都不理想，也有通过饮食调整或肠内营养的治疗方法以减少复发。医生常规推荐克罗恩病手术后食用低纤维、低脂肪、排除过敏原的食物，并可取得较好的效果。

小肠的主要作用是消化食物和吸收营养，而部分小肠段具有

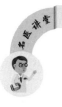

特殊的吸收功能,比如回肠能特异性地吸收维生素 B_{12},切除大部分回肠后会出现维生素 B_{12} 缺乏。另外,胆盐的吸收也集中在末端回肠,切除末端回肠后会出现胆盐吸收不良,出现腹泻。

83. 短肠综合征应该如何处理

小肠如果被大部分切除,剩余小肠如果小于 1 米,就会出现短肠综合征,虽然发生概率不高,但处理起来就会比较棘手。因为大量水分和电解质的丢失会引起营养不良和脱水。外科医生一般都会意识到这个问题的严重性,所以会尽量保留小肠,以减少短肠综合征的发生。短肠综合征患者会出现腹泻,并由于大量水分从造口处丢失,会导致口渴。并且在患者水分丢失的同时大量盐分也会流失,而患者因为口渴喝的水常不包含很多盐分。如果想单单通过喝水来补充丢失的肠液会适得其反,因为喝水会刺激更多肠液的分泌,进而丢失更多的水分,这样会使患者出现"恶性循环",情况会越发糟糕。因此,补充水分的同时要考虑到补充盐分、糖和碳酸氢钠,故运动型含电解质的饮料更适合短肠综合征患者补充水与电解质。

另外,短肠综合征患者需要静脉补充营养,也就是常说的肠外营养的补充。因为需要长时间地补充营养液,所以为了避免对静脉管道造成损害和发生炎症,就需要留置深静脉导管,通过导管可以将营养直接注入大血管,这样可以避免发生前面提到的问题。但这种方法也会出现其他风险,包括感染、出血和深静脉穿刺时损伤其他重要器官。所以,使用肠外营养支持,还需要护理和营养科来共同完成。使用肠外营养的目的是充分补充短肠导致的营养不足和水分缺失。肠内营养需尽量使用预消化的营养制品,这些营养制品有利于在小肠上端的快速吸收。如果出现短肠综合征,就需要对患者进行精神上的鼓励,同时要由最好的营养团队进行支持治疗。目前短肠综合征出现症状的治疗只能通过肠外营养支持,但有极少的患者会出现静脉无法输入的问题,这只能考虑进行小肠移植,以及一些新的手术方式和新研究出来的增加小肠吸收功能的药物,但就目前来说,成功率并不高。

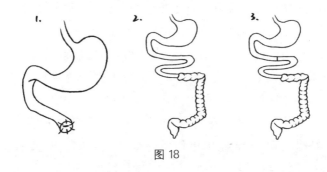

图 18

总之,尽管目前有许多治疗方法,但是当炎症性肠病出现并发症时,外科手术还是首选有效的治疗方法,能有效地挽救患者的生命和提高其生活质量。对于经验丰富的专业外科医生来说,手术治疗炎症性肠病发生并发症的概率会比较低,手术成功率会很高。

84. 什么是肠造口

肠造口,也称为造瘘,是腹部外科手术中重要的一种处理方法,是用开腹手术或者微创手术的方法使相应的肠道与腹壁相通,大便从肠道在腹壁开口处的通道排出,而不再通过肛门,所以又称为"肠改道手术"。可不要小瞧这个肠造口,它不仅为许

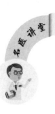

多患者解除了病痛,更挽救了许多患者的生命。但是肠造口会给患者带来一定的心理压力,也可能存在一定的并发症。在我国每年有 20 多万的患者行造口手术。当炎症性肠病患者出现严重并发症,或在使用激素等情况时,绝大部分患者需要行肠造口手术。因此不仅是治疗炎症性肠病的外科医生,炎症性肠病患者及家属都需要重视和了解肠造口的一系列问题,特别是对造口术后可能出现的并发症,以及如何更好地处理和护理等要有所了解。

肠造口最早可以追溯到 16 世纪,但是有目的、有计划的造口也仅有二三百年的历史。在 1710 年法国 Alexis Littre 医生就设想左髂窝行经腹结肠造口手术以治疗先天性肛门闭锁。1839 年,法国 Amussat 医生报告结肠造口治疗疾病。1879 年,德国 Schede 医生为结肠肿瘤患者行双腔/筒腹膜外结肠造口术。1881 年,Schitsinger 和 Madelung 医生发明了单腔/筒结肠造口术,亦即将近端结肠作为人工肛门,远端结肠缝合后送回腹腔。这些就是肠造口术的开始。

85. 肠造口是如何分类的

根据肠造口的具体部位可分为三大类:空肠造口、回肠造口和结肠造口。结肠造口中横结肠造口和乙状结肠造口相对比较常用。空肠造口常用于肠内营养支持治疗或者近端小肠减压,在上消化道的手术中较为常见。回肠造口常用于粪便改道。在克罗恩病急性期、极低位直肠癌保肛手术、修补直肠阴道瘘或者结直肠存在梗阻情况下的姑息性治疗时常用。而结肠造口主要用于远端结肠或直肠存在梗阻而患者不能耐受较大手术的时候使用。

根据造口持续的时间又可以分为临时性造口和永久性造口。

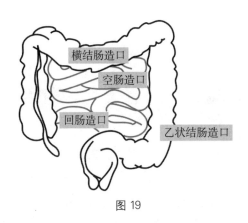

图 19

临时性造口在患者病情好转后可以通过手术恢复肠道的连续性，又称造口回纳术。而永久性造口则是造口不能或无法回纳，造口作为肠道内容物排出的永久性出口，不再恢复肠道的连续性。

根据肠造口的形式又可以分为单腔造口（图 20）和双腔造口（襻式造口，图 21）。不同的造口形式需要根据患者的实际情况，具体由手术医师决定。

肠造口位置的选择一般是由外科医师根据肠道病变的位置和拖出造口肠管的部位，以及患者腹部皮肤的情况而决定的。

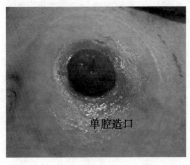

图 20

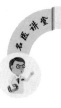

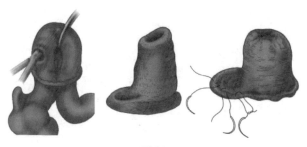

图21

有专职造口护理师或者护理团队的医院，在术前可以协助选择，并进行标记（图 22）。其主要原则是：①一般略低于脐水平；

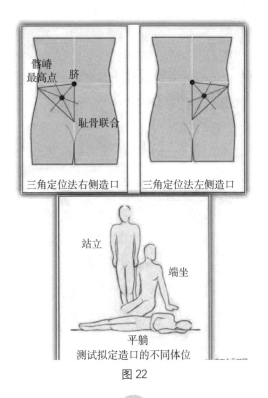

图22

②经腹直肌;③避开瘢痕、皮肤皱褶、骨性突起部、脐和系腰带区;④下腹部圆弧顶点;⑤患者自己能看到的地方。

但有时经过多次手术的患者或者有瘢痕体质的患者导致皮肤情况较差,如何选择造口位置还是需要根据其实际情况决定。这样既能达到治疗疾病的效果,同时也有利于手术后患者对造口的护理,提高其生活质量。

86. 肠造口应该如何护理

肠造口术后,最重要的工作就是护理。能否将造口护理好是决定患者生活质量高低的关键。在医院时,经验丰富且技术成熟的护理团队就会显得尤为重要。

为了接引肠造口流出的肠道内容物,需要使用特制的造口袋固定于造口周围皮肤表面而不发生渗漏。造口袋中间的底盘口径大小应该刚刚好贴合于肠造口而不暴露皮肤,否则肠液会腐蚀皮肤,会导致造口皮肤损伤和疼痛。造口袋的底盘口子一般是需要人工修剪,切记要保证底盘中间圆滑,每次剪好后最好用手指感受一下,如果毛糙不平,最好再修剪一下,磨平,不要出现尖角,否则可能损伤肠造口处的肠黏膜,造成出血。

造口袋的选择。临床上常用的造口袋分为一件式和两件式(图 23)。一件式造口袋和底盘相连,下端开口,其价格较低,但清洗不便。两件式造口袋可以与底盘分离,需要先贴好底盘,再将造口袋卡在底盘上。两件式造口袋价格较高,但便于清洗和调整造口袋开口方向。手术后早期,造口和皮肤之间尚未完全愈合,选择造口袋时需要考虑用透明造口袋,有利于观察造口肠黏膜情况、肠内容物排出情况、颜色等。更换时需要使用皮肤保

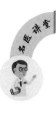
护剂。待伤口愈合后，需要选择能有效保护造口周围皮肤、封闭性良好且不影响患者日常活动的造口袋。为了防漏，现在两件式造口袋底盘有带耳，可以绑在身体上，让底盘与皮肤贴合得更加紧密（图 24）。

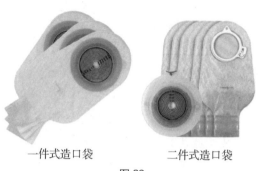

一件式造口袋　　　　　　二件式造口袋

图 23

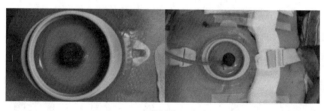

图 24

造口袋一般情况下一周更换 1～2 次。但如果发生渗漏，则需要及时更换，最好选择空腹或餐后 2 小时进行更换。此时肠道内容物不会大量溢出，也有利于处理造口周围皮肤。

当造口袋内气体超过 50％的造口袋容积，或者其内的粪便量达到造口袋的 1/3 时，应及时排空造口袋，否则极易造成肠内容物的渗漏。

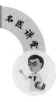

87. **常见肠造口的并发症有哪些**

目前,肠造口主要包括 8 大并发症,分别是:①造口周围皮炎;②造口黏膜皮肤分离;③造口出血;④造口坏死;⑤造口旁疝;⑥造口狭窄;⑦造口脱垂;⑧造口回缩(图 25)。这些并发症虽然发生率较低,但在临床工作中仍然可以见到。最常见的是造口周围皮炎和造口黏膜皮肤分离两种并发症,在克罗恩病患者中还常会出现造口出血,这些也是造口术后早期困扰患者的最大问题,所以我们将对此作详细的介绍。其他的则为造口术后远期的并发症,大部分是需要再次外科手术处理的。

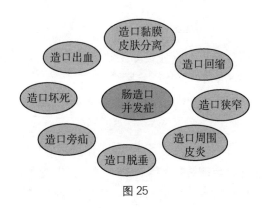

图 25

88. **如何预防与处理造口周围皮炎**

肠造口周围皮炎是由于粪水排泄物发生渗漏后,导致造口周围皮肤的损害,出现局部皮肤红斑、糜烂、剧烈疼痛及破溃。

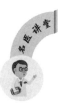

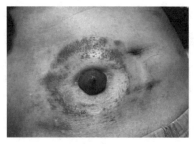

图 26

这个首先要了解小肠液的成分,小肠液里面含有大量的帮助消化食物的各类消化酶,其 pH 值约为 7.8,在整个消化道中碱性最强。当肠内容物及碱性肠液污染造口周围皮肤时,容易引起接触性皮炎。此外,也有一部分患者是对造口袋过敏引起的皮炎(图26)。原因包括:①造口位置不理想、造口周围皮肤不平整、护理技术和(或)知识缺乏、未及时更换造口袋或底盘;②可能是天气热时,底盘下过度潮湿;③机体免疫力低下时可能会导致的真菌感染。

1) 预防

(1)术前要由手术医师和专业的造口师对造口部位进行定位,尽可能和手术切口保持一定距离。

(2)造口袋底盘出现渗漏或底盘黏性失效时应及时进行更换。

(3)彻底清洁造口周围皮肤,避免使用含酒精的护理用品。

(4)选择合适的造口袋及附件。

(5)造口袋底盘修剪适当,比造口边缘多 1~2 mm。

(6)按照标准流程更换造口袋,使用造口粉、防漏膏或防漏环等保护皮肤。

(7)更换后用手掌按压底盘各处数分钟以增加底盘与皮肤间的黏性。

(8)注意更换底盘时皮肤清洗干净,底盘 3 天左右就要更换一次。

2) 处理

（1）彻底清洁造口周围皮肤，在标准护理流程中增加皮肤黏膜保护用品，也可在炎症局部使用透明水胶体敷料加以覆盖保护。

（2）每次更换造口袋时注意观察皮肤情况，可做短时间暴露皮肤，使其干燥，再进行后续操作，做到勤观察，勤护理。

（3）造口袋底盘渗漏频繁时，适当增加更换造口袋的频率，保证造口袋底盘黏性有效且牢固。

（4）严重者可给予氧化锌软膏、红霉素眼膏外用，排便过稀者可适量给予止泻药，亦可通过造口灌洗养成定时排便的习惯。

（5）如果湿疹导致皮肤瘙痒，可以使用艾洛松，或者布地奈德等微量激素类软膏，能缓解症状，但更重要的还是要护理得当。每次更换底盘时，温水清洗干净皮肤，用棉签涂一层软膏，静置 2 分钟后擦干，然后更换新的底盘。

（6）最好用凸面底盘并使用腰带。

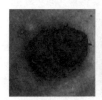 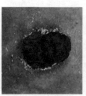

皮炎严重　　　　　干燥皮肤　　　　　保护皮肤　　　　　完美解决

图 27

89. 如何预防与处理造口黏膜皮肤分离

造口黏膜皮肤分离常见于营养不良、糖尿病或进行性使用

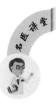

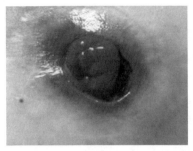

图28

类固醇治疗的患者，其他原因还包括造口周围缝线过早脱落。表现为造口黏膜与周围皮肤脱离，出现明显间隙。如果造口黏膜皮肤分离，会导致造口周围皮肤清洁不彻底。当造口内陷低于周围皮肤时，排泄物会积聚在造口周围，浸泡造口底盘使其失去黏性而引起渗漏，再加上反复更换造口袋，最终导致肠黏膜和皮肤分离，撕裂处更难以愈合。

双腔造口患者有时会使用支撑棒，支撑棒主要是防止造口内陷、回缩，但支撑棒的应用使造口袋更换难度加大，黏贴时易存在缝隙引起排泄物渗漏，所以在更换造口袋时要更加轻柔，小心清理，防止造口黏膜与皮肤的分离。

造口黏膜与皮肤分离较轻者，可能出现局部感染和造口回缩；重者可能因为瘢痕增生出现造口狭窄等，如发生排便困难就需要再次行手术治疗。

1）预防

（1）更换造口袋时，清洁造口周围皮肤动作要轻柔。

（2）彻底清洁造口周围皮肤，避免使用含酒精的护理用品。

（3）造口内陷时，选择凸面底盘的造口袋产品，配合使用腰带，使造口周围皮肤下压，排泄物尽可能排入造口袋内。

（4）支撑棒留置期间，修剪底盘大小仍应和造口大小匹配，减少缝隙面积。

2）处理

（1）清洗分离处黏膜，清除坏死组织，促进肉芽组织生长。

（2）用注射器抽取生理盐水，用涡流法在分离部位行低压冲洗，填充藻酸银敷料，分离处用水胶体透明敷料覆盖保护。

（3）再使用防漏膏或防漏环，选用凸面底盘造口袋，配合使用腰带。

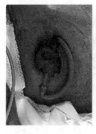 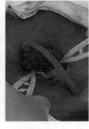 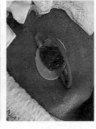 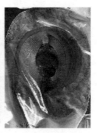

黏膜皮肤分离　　清洁皮肤填敷料　　防漏环保护　　　　完美解决

图 29

90. 如何预防与处理造口出血

造口出血一般有两种情况：一种是血性的肠液从造口里面流出，这主要是因为克罗恩病在活动期，由于肠腔内多发的溃疡

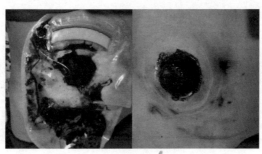

图 30

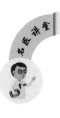
继发的出血,造口会出现混有肠液的血液排出。第二种情况是造口皮肤和黏膜切口处流出的鲜血,因为在手术的早期,切口处血管未完全闭合,会出现渗血现象。

1)预防

主要是针对第二种出血的原因。

(1)手术中止血完全。

(2)手术后活动或更换造口袋时避免损伤还没有完全愈合的切口。

(3)造口护理要轻柔,避免损伤肠黏膜。

2)治疗

(1)如果是克罗恩病在活动期,由溃疡导致的出血,建议在止血的同时,使用抑制炎症免疫反应的药物处理。

(2)切口处出血,可以使用干纱布或棉球压迫出血点20分钟,同时可以使用一些止血药。

(3)如机械压迫无效,最终需要在麻醉下缝合血管或创面进行止血。

91. 如何预防与处理造口坏死

造口坏死一般发生在术后1～2天,肥胖患者及急诊手术患者多见。多是由肠管拉出时张力过大,过度修剪系膜引起肠管缺血坏死导致。造口坏死表现为肠道黏膜颜色变黑,失去光泽。

(1)预防:术中避免过度修剪肠系膜,避免造口过小压迫肠管或者出现肠管及系膜扭转。

(2)处理:如果坏死范围较小,可以考虑非手术治疗,比如用生理盐水湿敷,同时改善血管微循环等。如果坏死范围较大,

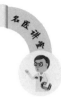

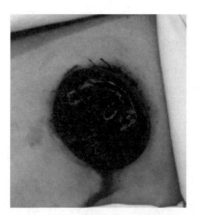

图 31

则需要手术切除肠管，重新造口。

92. 如何预防与处理造口旁疝

造口旁疝是与造口有关的腹壁疝，是较难处理的造口后并发症，主要原因是由于肠管与腹壁固定不严密所致。此外，当长

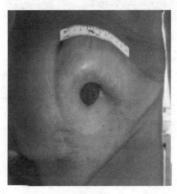

图 32

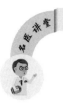

期营养不良、服用激素类药物、慢性咳嗽或前列腺增生所致的排尿困难时，增大的腹内压也会导致造口旁疝的发生。

不严重的造口旁疝患者可以通过选择合适的腹带固定治疗，严重者需要行手术治疗。

93. 造口狭窄应该如何处理

造口狭窄可在近期和远期发生。早期多因造口血运障碍、感染或隧道过窄、腹壁切口过小所致。后期多由于造口黏膜与皮肤分离、造口回缩、粪便刺激造口肠管的浆膜而发生浆膜炎致瘢痕挛缩从而导致狭窄。

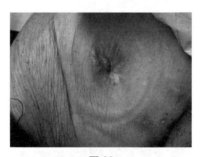

图33

处理：考虑狭窄病因时，对于狭窄能容小指通过者，可用手指扩张，瘢痕软化后狭窄即可解除。对过度狭窄且保守治疗无效者可行手术治疗。

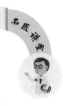

94. 造口脱垂应该如何处理

造口脱垂可能因为游离肠管过长或者腹壁切口过大所致。轻者肠道黏膜水肿,呈环形凸出。重者往往表现为外凸性的肠套叠。有患者会发现在排便时突出,排便结束后回复到腹腔内;或者站立时会突出,而平卧位后又能复原。

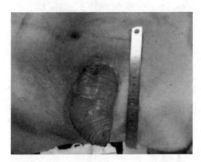

图 34

处理:不需要特别担心,如果是暂时性的肠造口,等到时间合适时将肠造口回纳就行。对于永久性的肠造口患者,轻者可用高渗盐水湿敷,重者可以手法复位或硬化剂注射以帮助复位,若以上方法均无效则需要通过手术治疗复位。

95. 造口回缩应该如何处理

造口肠管游离过短,导致造口牵出受限、吻合口张力过大均可引起造口回缩。另外,造口腹壁切口过大、缝合针距过大或双腔造口支撑物撤出过早也可引起造口回缩。

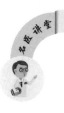
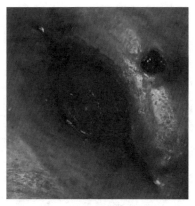

图35

处理：症状较轻者可以加强创面处理。回缩过大甚至进入腹腔者，则需要手术治疗。

96. 溃疡性结肠炎手术后需要注意些什么

1) 回肠储袋-肛门吻合后的肛门功能变化

回肠储袋-肛管吻合手术后，就能到卫生间解大便，但功能方面与正常时还是有所不一样。首先储袋小肠不会像结肠那样，把水分完全吸收，然后形成固体状的大便，所以手术后排出的大便会是水样的。另外，肛门括约肌功能可能会有所损伤，所以刚手术后可能不能像正常时一样能控制住大便，尤其是在晚上，有时会有少量大便流出，但不用过分担心，通过加强盆底肌肉锻炼能加强括约肌功能。也可以临睡前加服易蒙停，抑制肠道的活动，会有很好的效果。在没有能完全控制大便以前，建议使用护垫，免得大便污染衣裤。一般这种患者每天解5～8次大便。但大部分患者仅在手术后短时间内会出现这种不适现象，而通过功能锻炼多数能克服，并且术后生活质量会有很大提高，而一年后基本能够完全恢复正常。

2）关于储袋炎

储袋炎是另外一种溃疡性结肠炎术后的并发症，也是患者常会被提醒到而惧怕接受手术的原因之一。主要表现为储袋的发炎，这与储袋中细菌的变化有关。溃疡性结肠炎患者要比家族性息肉病患者做的储袋中更容易发生这种病变。尽管在正常情况下，小肠一般认为是无菌状态，但做了储袋后定植的细菌会与结肠相似，出现嗜氧性细菌和梭状杆菌属细菌，而这些细菌常会导致肠易激综合征。

储袋炎会出现腹泻和出血，通过纤维内镜和活检可以明确诊断。但这需要与"袖套炎"相鉴别，袖套炎就是手术后残留在靠近肛管吻合口的直肠组织发生的炎症。这就是要选择专业医生的原因，因为他们能更好地掌握手术技巧，完整地将直肠黏膜切除，没有残留组织导致"袖套炎"。

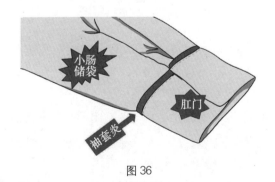

图36

这可能会让患者觉得不安，但其实发生概率并不高。大概

129

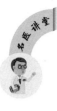

有5％的患者会因为储袋炎而需要再次手术切除储袋。一般标准的治疗就是使用抗生素,常用的药物有甲硝唑和环丙沙星,也可以用一些皮质类固醇药物,可减轻症状。虽然通过饮食调节,使用低纤维、低脂肪、无过敏的食物能对顽固性储袋炎有一定作用,但还是建议先使用抗生素。现在有报道使用抗生素后再服用益生菌和益生元,能有效治疗和预防储袋炎。

　　总之,尽管目前有许多保守治疗溃疡性结肠炎的方法,但病情明显影响生活质量。因此当出现复杂并发症时,外科手术还是首选有效的治疗手段。现在这种手术可以采用微创技术,在全腹腔镜下完成,避免了患者腹部巨大的切口,并且术后恢复快,可明显减少术后并发症。一般来说,经验丰富的专业炎症性肠病外科医生的手术治疗会有比较高的成功率和较低的手术并发症发生率。因此,在随访过程中,有许多手术后的患者会感慨地告诉医生,早早切除了这段累赘的坏场子该有多好,现在生活质量明显提高,通过手术换回了全身的健康。但这只有在手术干预后的患者中才会有这样的体会和感慨。

第三章
炎症性肠病的预防及保健

97. 溃疡性结肠炎如何预防复发

炎症性肠病患者在年轻人中多见，漫长的人生旅途中，需要解决人生中的一些问题，包括社交、工作、旅游、婚配、生儿育女等。患者可能会因此疾病而遭遇人生更多的考验，这就需要更顽强的意志力。在这不太顺意的人生中拼搏，成为人生的强者。其实每个人来到世上都是一个修炼的过程，只不过所处的境遇不同，走过的道路不同，但为了实现各自不同的人生目标，都会经历不同程度和不同形式的痛苦。因此，坚持做好自己，调整好心态才是关键。

活动期炎症性肠病患者通过治疗病情缓解，那是最高兴的事。但是溃疡性结肠炎和克罗恩病都会有复发，通常缓解和复发会间断性地发生。所以患者病情缓解后，要考虑到尽可能地避免复发。因为缓解时间越长，越有可能摆脱这种疾病的纠缠。

如果患者是通过饮食治疗控制克罗恩病，就要保持这样的饮食。也许有患者认为现在感觉良好，就想改变一下原来的食谱或改善一下口味，这是错误的想法。因为一旦再次吃到让患

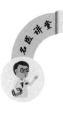

者不舒服的食物或过敏食物时,就不可避免地会出现复发。有时吃了一些食物后自己觉得没什么,或者症状轻微,自己就认为没问题或者病变已经好了,但接下来可能就要复发了。有时进食一些不当食物后,可能会隔几天或几周才出现症状,那可能是因为前面饮食治疗后一些被抑制的病原菌,重新生长到致病数量是需要一定时间的。所以有些医生会建议饮食控制治疗至少5年以上,如果无异常才可再恢复到正常饮食。

有时很难避免吃到不适宜的食物。比如参加婚宴、同学聚餐、公司宴请等,大量的美食会是很大的诱惑,或者是可选择的食品较少。也有可能在外出就餐时已经选择了自己饮食治疗中的食物,但为了增加色香味,大厨们会加入一些未知的调味品。这时没必要不好意思说出自己的要求,应该大胆说出自己忌口的食物和调味品。毕竟健康才是最重要的。

一旦患者出现轻微病症就需要到医院请专业医生治疗,尽量把病情控制在萌芽状态。患者在身边要常备治疗药物,特别是外出时要有应急药物。对于克罗恩病患者应该在家中备几瓶要素饮食,在有可能出现复发症状时使用,以免症状变得更加糟糕。溃疡性结肠炎患者应该备有灌肠药物或纳肛栓剂,大便中出现脓血便时就应该使用。但不要轻易口服激素和免疫抑制药物,这些需要在医生的指导下才能使用。

有时患者会突然出现腹泻,但这并不意味着复发,所以不要过度紧张,焦虑情绪本身也会导致胃肠道出现症状。大家需要知道,正常人在吃坏肚子后也会腹泻,炎症性肠病患者也一样。但胃肠炎可以导致炎症性肠病的复发,所以如果患者持续腹泻24小时以上,就需要去医院就诊以确认是否是胃肠炎导致的。建议患者不要去卫生条件差的容易引起肠道感染的地方,如果出去旅游也最好是温度低些的地方,最好不要吃外卖,自己烧煮的食物会更安全。有些溃疡性结肠炎患者自己会很明确知道哪些食物会引起症状,那就需要完全忌口,哪怕是一点点也要避免,不要食用。

目前,精神紧张或刺激与炎症性肠病之间的关系并不明确。但许多患者告诉医生因为精神紧张导致了他们的复发。所以放轻松和保持充足的睡眠对患者很重要。患者可以每天参加一些娱乐活动,或练习瑜伽、静坐等能让自己放轻松和保持快乐心情的健身活动。练习胸式的轻松的浅呼吸,改掉张口呼吸的习惯,避免紧张时的过度张口呼吸,把空气吸入胃中,导致胃肠道内出现胀气,进而诱发肠道菌群紊乱。如果有不高兴或焦虑的事情就向朋友、家人或医生倾诉,尽量寻求帮助,并有效地疏导自己的情绪。

尽量避免便秘,便秘常会激发左半结肠炎、直肠炎或肛周不适和病变,也会引起全大肠的不适。寻找到适合自己的通便方法或建立自己的排便习惯非常必要。

对于溃疡性结肠炎患者,坚持服药很重要。如果感觉已经恢复了,也不能随便停药。一旦停药就意味着复发。目前还没有确切的患者停药时间,因为有时很难判定肠道内病变的控制情况。也有医生建议坚持服药到至少没有症状后 5 年,然后再缓慢减少用药量。但还是要慎重停药。

不要服用非甾体抗炎药如常见的吲哚美辛、安乃近、阿司匹林、布洛芬等,它们会减少肠道内关键的防御性物质——前列腺素。如果一定要使用止痛药,建议在专业医生指导下使用,因为像吗啡、芬太尼等鸦片类止痛药属于处方药。

最后,再次建议做一些常规的运动和锻炼,采取健康的平衡

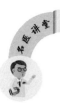

饮食,包括补充充足的维生素和微量元素。因为通过锻炼不仅能强身健体,同时可避免骨质疏松和预防血栓的发生,而且有利于缓解压力、放松精神和促进睡眠。

但在出现下列症状时就应该去找随访的专业医生:①剧烈的腹痛或持续的腹胀腹痛;②反复呕吐超过 24 小时;③腹泻,对炎症性肠病常用的药物无效;④便血;⑤体重下降明显;⑥长时间的疲乏和劳累,觉得很吃力;⑦大便习惯改变,如腹泻转变为便秘,或便秘变为腹泻;⑧使用的药物出现不良反应,或出现一些不同于说明书上所说的反应。

98. 炎症性肠病缓解后,需要注意哪些常见病或症状

相较于复杂的炎症性肠病,患者还会患上普通感冒、咽喉痛或流行性感冒等常见病。但这些日常的小毛病也不能被忽视,因为它们可能会引起大问题。

1) 感冒

患者机体抵抗力差的时候,容易犯这些毛病。营养吸收不良或饮食中缺乏维生素时容易发生感冒。如果感冒症状持续几天没有好转,并且是在服药治疗炎症性肠病期间,就一定要去医院就诊。因为有些治疗药物会抑制免疫系统,如降低白细胞,会使机体抵抗力降低。

休息对于治疗感冒和流感很有效果,这样可以让患者有能力控制感染。这对克罗恩病或溃疡性结肠炎活动期患者更加重要。患者需要大量饮水,尤其是炎症性肠病有腹泻症状的患者,每天需要补水,口服困难就需要到医院静脉补液,以避免脱水。也可以使用大剂量维生素 C(0.5～1 g,每天 3 次),可能会有助

于治疗,因为在克罗恩病患者体内维生素 C 储量偏低。

2) 咽喉痛

如果患者出现咽喉部疼痛,特别是在服用这些药物,如氢化可的松、硫唑嘌呤、6 -巯基嘌呤、甲氨蝶呤、环孢素 A、雷公藤多苷等时,就要及时去医院就诊。这些药物会影响免疫系统,需要到医院做血常规检查。如果检查没有问题,就简单使用一些含片对症治疗。一般的咽喉痛不需要使用抗生素。

3) 呕吐

炎症性肠病患者出现这种症状就比较复杂,可能是肠道梗阻引起。如果有肠梗阻,就会伴有腹痛、腹部压痛和肛门停止排气排便症状。呕吐会导致患者不能正常吸收药物。如果患者在服用皮质类固醇激素类药物,那就很危险,因为这类药物不能突然停用。

如果患者间隙性呕吐超过 24 小时,就需要去医院就诊,通过静脉输液补充水分及营养,或根据病情需要静脉给予皮质类固醇类药物。同时最重要的是检查呕吐的原因,即使是单纯胃肠炎也需要重视,及早治疗,避免诱发炎症性肠病的复发。

4) 腹泻

一般炎症性肠病患者都会很小心饮食问题,胃肠炎发生比例不高,但有时免不了偶尔会出现腹泻症状。如果有腹泻就要补充丢失的水分,最好饮用含糖和电解质的溶液补充,如一些运动型的饮料,而不是单纯的温开水、矿泉水或纯净水。也可以在 500 ml 开水中加一小匙的食盐,再加一大匙的糖。同时,休息很重要,如果腹泻超过 48 小时,就需要找医生用药治疗,静脉补充营养和水分。不建议使用强力止泻药如可待因或洛哌丁胺,使用这些药物后会掩盖病因,并且可能会导致中毒性巨结肠。

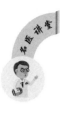

5）肛门口疼痛不适

有许多炎症性肠病患者最初发病就是表现为肛门口疼痛不适、脓肿、肛瘘等，所以尽量忌食辛辣食物，以免造成对肛门的刺激，也有的是腹泻导致的肛门口疼痛。如果排除饮食关系，出现长时间的肛周不适、疼痛等症状，就要想到是否是炎症性肠病的复发，需要及时到专业炎症性肠病医生处就诊，看看是否需要做进一步的检查以排除复发。

6）尿路感染

尿路感染时会出现尿频、尿急、尿痛、发热等症状，还可以看到血尿。虽然尿路感染在女性并不少见，但也有可能是出现了炎症性肠病中的严重并发症，如肠-膀胱瘘，肠-输尿管瘘，还有泌尿系结石等。这时，就要及时到医院进行检查和治疗。

7）牙痛

牙痛不是病，痛起来真要命。所以牙痛时最好是使用强镇痛药物，但这些药物多数为非甾体抗炎药（NSAIDs），前面我们已经说过，对于炎症性肠病患者最好不要使用这类药物。实在痛得难以忍受，尽量使用一般的止痛片如扑热息痛或对乙酰氨基酚片。当然要尽早去看牙科医生，以找到真正的病因。

8）腰背痛

一般轻微的背痛通过休息就可以缓解，如需要使用止痛药物，也要尽量避免使用非甾体抗炎药，或少量使用普通的对乙酰氨基酚片。如果出现持续疼痛，就要去看医生，检查是否存在炎症性肠病严重的并发症，如骶髂关节炎等。还有的一些原因虽然少见，但也有可能出现，如肠道与股骨关节瘘，会出现下肢无法活动与疼痛。

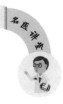

99. 炎症性肠病缓解后，外出旅行与出差需要注意哪些事项

　　前面提到了如何预防复发的问题，以及一些疾病与炎症性肠病的关系。下面的内容是关于患者在缓解期时工作与生活中的一些注意事项，以及对于疾病的一些深入认识，有利于患者积极对待自身的疾病，调整好心态。虽然做起来可能会比较烦琐，但一切为了控制疾病和幸福的生活，再大的困难也是值得去克服的。患者在独立生活中对自我的认识和控制尤为重要，并需要时刻提醒自己，如果到陌生医院时也要提醒医生，因为毕竟目前国内专业的 IBD 医生相对较少，在对这种疾病的认识方面可能尚有不足。

　　有的患者特别喜欢旅行，或有不得不进行的外出，作为患者一定要意识到，在旅行期间可能会发生胃肠道的不适症状，所以在选择外出旅行时一定要多考虑一些这方面的问题。

　　首先，如果旅行的目的地不理想会出现很多问题，所以选择旅行的地点很重要。卫生条件差的地方最好不要去，如果一定要去那就选择高档宾馆，并且靠近大城市，因为目前我国的大城市医疗条件较好，如果有问题可以及时到医院，得到恰当的药物或要素饮食的治疗。再者，外出时一定要带足够量的常规服用的药物，还有包括止泻药，药物要放在容易找到的地方，并仔细标明。如果克罗恩病患者是在饮食治疗期间，一定不能忘了带上足够的要素饮食，并严格按照医生的要求进食。

　　另外，更换生活环境后，可能会影响到患者对食物的耐受性，外出时一定要意识到这一点。一般不要进食从来没有吃过

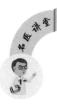

的食物,因为非常规食物和过度辛辣食物会导致胃肠道的不适。

对于要去较热的地区旅行或出差,需要注意以下几点:

(1) 多饮水和增加盐分的摄入,避免脱水。

(2) 不要饮用自来水或桶装水,建议自己购买瓶装水。

(3) 每次只食用新鲜食物,不要加冰,不吃冷饮。

(4) 如果是自己做饭,可以根据自己的饮食要求准备食物。

(5) 一定要用瓶装水把生食的水果、蔬菜洗干净。

(6) 在热的地区,预制好的水果可能会吸引苍蝇,所以该削皮或剥皮的水果一定要自己动手。

另外,外出时一定要带好出院小结,或记录好自己的病史和药物使用情况,最好由专业医生写,并放在贴身口袋中。一旦需要在外地就诊,就能给当地医生提供详细的资料,交流会方便很多,并知道具体的用药情况。因为炎症性肠病患者难免会使用一些免疫抑制药物,这样更能帮助就诊医生做出正确的判断与治疗。

100. 炎症性肠病缓解后,运动锻炼时需要注意哪些事项

大部分炎症性肠病患者可以参与许多类型的运动。运动能提高患者的肌肉力量,并且因为运动后能增加患者体内的内啡肽,缓解患者压抑的心理状态,并能预防血栓。因为许多炎症性肠病患者存在血小板增多的高凝状态。当然在一些情况下是不能参加运动的,比如在复发期,患者是不能运动的,此时最好就是休息。另外,刚完成手术后也不能剧烈运动,可以做一些康复和缓慢的塑形活动。

如果身体康复了便可以尽早运动。运动能有效地减少骨质

疏松,增强骨质,避免发生骨折,但也不能是剧烈的对抗性的运动,如踢足球、打篮球等。一般推荐进行游泳、散步和健身操拉伸运动,如瑜伽或普拉提等运动,如果条件允许也可以去参加打高尔夫球等。如果有肠造口也无需过多担心正常的运动。

101. 炎症性肠病患者如何处理骨质疏松问题

骨质蛋白和钙的丢失会导致骨质疏松,患者骨头变细、变脆,容易发生骨折。常见的原因是长期使用激素。使用 5 mg 以上氢化可的松一段时间,就有可能导致骨密度的下降。在炎症性肠病活动期会加剧骨质疏松,这可能与患者腹泻和小肠吸收功能异常,进而导致维生素 D 和钙离子的吸收困难有关。

X 线片上可以发现骨质疏松,但主要确诊还是需要做骨密度检测。在复杂病例中,如果认为同时存在维生素 D 吸收不良,也可以通过血液学检查和骨髓穿刺活检进行诊断。

目前治疗骨质疏松的方法有很多,但最好还是通过预防,而不是等到发生骨质疏松了才治疗。所以,在有使用激素治疗的患者中,建议同时加用钙片和维生素 D。上述的运动锻炼有利于强健骨骼,防止微量元素的丢失。此外,有些医生会推荐围绝经期女性使用激素替代疗法以降低骨质疏松的风险。但该方法目前仍存在争议,因为这样会增加患子宫癌、乳腺癌,以及静脉血栓的风险,所以在炎症性肠病的女性患者中是很少推荐使用的。

102. 炎症性肠病患者能否生育

炎症性肠病具有一定的遗传因素,克罗恩病也存在家族发

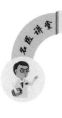

病的报道，但对下一代遗传发病的风险概率仅为 10％，因此这并不表明患者就不能有孩子，毕竟有 90％以上是正常的。再说炎症性肠病的治疗水平已明显提高，所以也没有必要限制婚后生育。

103. 炎症性肠病缓解后，怀孕后需要注意哪些问题

炎症性肠病不影响怀孕，80％的女性患者能完成生育，并胜任对儿童的正常抚养。有腹部手术史或者行回肠储袋-肛管吻合的产妇，产科医生可能会建议剖宫产。孕妇流产和胎儿发生先天畸形的发病率并不比正常人高。另外，因为炎症性肠病患者可以补充肠外营养，所以目前胃肠道疾病带来的营养不良并发症已经很少发生。

1）怀孕对炎症性肠病患者的影响

大部分患者觉得怀孕期间，炎症性肠病的症状会有所改善，并且感觉很好，特别是患克罗恩病的患者。有医生认为是孕期高水平雌性激素作用的结果，雌激素和孕酮具有免疫抑制作用，并且能降低炎症性肠病复发的概率，并且怀孕期克罗恩病患者胃口会改善很多。

对于克罗恩病患者来说，产后激素水平会急剧下降，如果患者继续进食大量在怀孕前会引起不适、而在怀孕期间吃了没有任何问题的食物，就有可能会导致复发，所以产后就要恢复到原来的克罗恩病的饮食控制模式。

也有部分患者怀孕后病情会复发，但复发率要比没有怀孕的低，一般在最初怀孕的三个月内发生，产后加重，可能与激素水平突然降低有关。这与怀孕前患者的状况也有关，所以在克

140

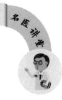

罗恩病活动期时一定要避孕,在医生确定是处于缓解期时再选择受孕。

在怀孕的第二阶段,随着胎儿的不断生长,如果有回肠造口的患者,造口可能会受到压迫,进而会出现排便困难,有 10% 的患者会出现肠梗阻的症状,而其余 90% 的患者则没有问题。肠梗阻后患者会出现阵发性腹痛和造口停止排气、排肠液,那时需要到医院进行处理。

2) 药物对孕妇和胎儿的影响

怀孕期间用于治疗炎症性肠病的大部分药物具有安全性,并不增加对胎儿的危害性。患者在怀孕前、怀孕中都要加服叶酸,特别是在服用柳氮磺吡啶时,以避免胎儿缺乏叶酸。但患者在服用甲氨蝶呤期间不要怀孕。在怀孕最初三个月,不要用甲硝唑类药物;三个月后如果有严重的肛周病变,再考虑是否使用。大部分抗生素具有安全性,但需要禁用喹诺酮类药物,具体还是需要在妇产科医生的指导下使用。

3) 怀孕期检查

怀孕期间避免 X 线检查,鉴于大部分患者怀孕后炎症性肠病症状会减轻,所以这种检查机会很少。B 超和 MRI 没有不良反应,可以使用,其他的血常规检查都有必要,对患者和胎儿无损害。

4) 避孕问题

如果患者需要避孕,强烈建议使用避孕套和节育环,这样不会因为肠道的因素导致避孕失败。因为炎症性肠病患者肠道的吸收功能存在问题,患者肠道表面的炎症和溃疡会影响到对药物的吸收,还有手术切除肠道后影响肠道吸收面积,另外还有其他药物的干扰,以及患者的腹泻等症状都可能使避孕药无法被有效吸收,所以避孕药在患者体内的作用会受到很大影响,如要

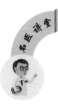

起到作用,就需要加大服用剂量。

104. 炎症性肠病患者该如何对待工作中遇到的问题

克罗恩病和溃疡性结肠炎都是慢性病,经常会时好时坏。经过正确的治疗后患者会处于无症状或维持很长的缓解期,所以没有理由说炎症性肠病患者不能参加工作。当然如果患者存在腹泻等症状,有些工作就不能胜任,如快递员、司机或者建筑工人等。通过与领导沟通后,一般都会获得同情和理解,大部分办公室工作都没有问题。可以与单位同事坦诚地交流病情和自己的特殊需要,如对食物的要求、需要定期服药和使用卫生间的要求等。同事越了解病情,就越能获得他们的理解,毕竟大家知道炎症性肠病不是传染性疾病。

105. 什么是益生菌

益生菌是指有益于机体健康的活菌,除有营养和治疗性的作用外,还能缓解腹泻或腹胀等症状。最常见的益生菌是乳酸杆菌和双歧杆菌。

据研究,益生菌在体内会有很多方面的益处,如能保护和修复肠黏膜屏障,减少外来毒素和有害细菌的侵入;抑制炎症,改善肠功能异常;分解胆汁;抑制肠道黏液的异常分泌等。它们可能通过抑制酶或竞争细菌营养素的作用影响其他细菌,也可能通过细菌素抑制其他细菌的生长、黏附和侵入组织。目前,对于肠道益生菌的研究是国际性的热点。

细菌和机体的免疫系统有很多相互作用,所以在炎症性肠病中益生菌的作用更加重要。虽然在炎症性肠病中没有分离出特异的病原菌,但肠道的菌群明显出现紊乱。研究发现,在溃疡性结肠炎患者中双歧杆菌明显减少,大量厌氧菌增生,同时在缺氧的大肠内出现了大量需氧的细菌。同样,在克罗恩病患者中也没有分离出明确的病原菌,但发现大量厌氧菌的异常增加。

　　益生菌好处多多,要获得大量活的益生菌理论上看似简单,其实很难。经常在食品店或超市中看到许多打着添加益生菌招牌的食物,特别是酸奶中常会介绍添加了某种益生菌。但其实这些食品中通过培养、纯化和冻干等一系列制作过程,能剩下的活菌并不多,并且它们能否在特定的肠道部位定植和生存,发挥作用,同样存在不确定性。

　　所以,真正有效的益生菌要有以下的特点:①必须不能致病;②必须不含有毒素;③必须能耐受酸性液体的作用(这样才能通过胃而不被杀灭);④必须能耐受碱性液体(小肠液)、胆盐和消化酶的作用;⑤必须不被下消化道的细菌消灭;⑥必须能附着在肠壁上,不被肠液冲走;⑦必须能被机体认可,并在肠壁上存活;⑧必须能产生细菌素驱逐其他细菌,有利于其生长。

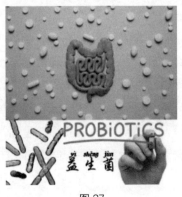

图 37

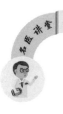

因为机体抵抗力的存在,益生菌在肠道内定植会存在困难。婴儿出生前肠道内处于无菌状态,在婴儿产出过程中,最早是接触到母亲产道内的细菌,从那时起就开始有细菌定植到体内。母乳喂养促进肠道内正常细菌的生长。在出生后的三个月内,婴儿的免疫系统对外界还没有反应,这就是医学上所说的免疫耐受,这期间婴儿遇上细菌时,机体都会认为它们是自身的一部分,而不出现免疫对抗反应。如果婴儿再生长数周后,这种免疫耐受力就会消失,机体不再认为那时遇到的细菌是自己的一部分,因而出现剧烈的抵抗,不让它们在肠道内永久定居,也就是出现了定植抵抗,机体会杀灭这些细菌。所以在健康人体内肠道菌群是相当稳定的。

婴儿出生后几个月内遇到的细菌,在他的一生中会被认为是正常健康菌,那么就很难简单地通过服用制备的益生菌进行维持和纠正人体内紊乱的菌群,除非使用的是患者在婴儿期就碰到的健康细菌,这样才能使细菌在肠道内有效定植,而不会被机体免疫系统杀灭。

106. 炎症性肠病中应该如何使用益生菌

根据以上的介绍,要筛选出适合患者的微生物作为益生菌并不容易,目前有部分证据表明使用益生菌对溃疡性结肠炎的治疗可能有一定的效果,而对于克罗恩病的证据则比较少。

因为使用单一菌属的治疗效果有限,现在认为使用多种混合菌效果会更好,目前市面上的某品牌益生菌混合制剂就是这种类型,每颗含有4.5亿个细菌,由8个不同的菌属混合而成,含3种不同的双歧杆菌、4种不同的乳酸杆菌,还有唾液链球菌亚类嗜热链球菌等。用于治疗溃疡性结肠炎有一定的效果,对于储袋炎效果最好。使用抗生素后加用益生菌能有效控制炎症,持续使用能减少复发。也有报道认为,益生菌不但能减少溃疡性结肠炎的复发率,还能有效地诱导轻中度溃疡性结肠炎的缓解。

益生菌在溃疡性结肠炎中使用的效果提示将来有希望使用益生菌治疗炎症性肠病。目前益生菌治疗克罗恩病的效果并不理想,这可能是因为还没有找到理想的益生菌属。当然,如果能克服机体内的定植抵抗,就能有效地使用益生菌。另外可能还需要饮食、生物制剂、抗生素和合适的益生菌制备品的协同作用。

但需要注意的是,重症炎症性肠病,或在用激素以及免疫抑制剂的患者使用益生菌时要慎重,最好是在专业医生指导下使用。因为在免疫抑制情况下使用益生菌,会有发生感染的风险。

有些医生认为使用混合细菌的效果会更好,现在有粪菌移植的方法,研究报道也很多。他们通过将正常人的大便通过灌肠注入溃疡性结肠炎患者体内,有报道说取得了很好的效果。

图38

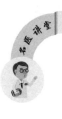

但推广使用还是存在一些问题,因为这些大便中不能排除还存在其他病原菌或病毒的可能。所以,如果能分别分离有益菌,并混合使用,再成功注入到患者肠道,可能效果会更好些,但是需要达到能够起到有效治疗效果的活细菌数量。

107. 什么是益生元

一些能顺利通过胃和小肠而不被消化或破坏,在到达存在异常的大肠后,能营养肠道健康菌群的物质称为益生元。益生元的作用是通过滋养正常健康菌群,增加正常细菌数量。益生元能通过营养作用,直接增加肠道内原有健康菌群的数量,就能解决因为机体免疫抵抗而导致益生菌定植困难的问题。

最常用的益生元是选择性的各种复合糖,如低聚糖类,包括低聚果糖、低聚半乳糖、低聚木糖、低聚异麦芽糖、大豆低聚糖、菊粉等。有些微藻类也可作为益生元,如螺旋藻、节旋藻等,此外,多糖(如云芝多糖等)、蛋白质水解物(如酪蛋白的水解物、α-乳清蛋白、乳铁蛋白等)也可作为益生元。它们常存在于我们经常食用的香蕉、韭菜、洋葱、大蒜等水果和蔬菜中。还有一些来源于发芽的大麦类食物(类似于麦芽糖等),也是属于益生元。临床使用的轻泻药乳果糖也是一种益生元,它能不经过消化直接到达结肠。

益生元能增加机体内双歧杆菌的数量,而双歧杆菌在炎症性肠病和其他肠道疾病的患者中数量会减少,所以理论上益生元能缓解炎症性肠病。但存在的问题是使用益生元后也可能增加其他种类的细菌数,这会引起患者的其他不适症状。所以,目前的相关研究探索还在进行中。大规模的临床使用仍有待时日。

　　总之,真正有效的益生元应该有以下特点:①在胃肠道的上部它既不能被水解,也不能被吸收;②只能选择性地对大肠内的有益菌(双歧杆菌、乳酸杆菌等)进行刺激,促进其生长和繁殖,或激活这类细菌的代谢功能;③能够提高肠道内有益于健康的优势菌群的构成和数量;④能起到增强宿主机体健康的作用。

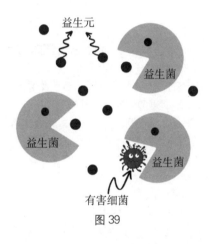

图39

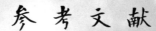

参考文献

1. 基斯利. 肛肠外科学[M]. 北京：科学出版社，2003. 4.
2. 杨娇兰，鞠静怡，刘嫦钦，等. 急性重症难治性溃疡性结肠炎[J]. 中华消化杂志，2021，41(7)：482 - 485.
3. 夏凯，高仁元，陈春球，等. 克罗恩病代谢组学及营养干预进展[J]. 中华临床营养杂志，2021，29(5)：315 - 320.
4. 夏凯，高仁元，秦环龙，等. 克罗恩病患者消化道菌群特征及粪菌移植治疗疗效的研究进展[J]. 中华临床营养杂志，2021，29(2)：109 - 113.
5. John Hunter. Inflammatory Bowel Disease[M]. England：Ebury Digital，2012. 3.
6. Stevens TW, Haasnoot ML, D'Haens GR, et al. [J]. Lancet Gastroenterol Hepatol，2020，5(10)：900 - 907.
7. Wan J, Yuan XQ, Wu TQ, et al. Laparoscopic vs open surgery in ileostomy reversal in Crohn's disease：A retrospective study[J]. World J Gastrointest Surg，2021，13(11)：1414 - 1422.
8. Wan J, Liu C, Yuan XQ, et al. Laparoscopy for Crohn's disease：a comprehensive exploration of minimally invasive surgical techniques [J]. World J Gastrointest Surg，2021，13(10)：1190 - 1201.
9. Liu B, Yang MQ, Yu TY, et al. Mast cell tryptase promotes inflammatory bowel disease-induced intestinal fibrosis[J]. Inflamm Bowel Dis，2021，27(2)：242 - 255.
10. Chen H, Chen C, Yuan X, et al. Identification of immune cell landscape and construction of a novel diagnostic nomogram for Crohn's disease[J]. Front Genet，2020，411：423.